La cucina senza nichel

Ricette e consigli di salute

Dott. Maurizio Sansone
Medico chirurgo
Specialista in allergologia

Ed
Immunologia cinica

hanno collaborato:
grafica **Andrea Errigo**
elaborazione testi Dott.ssa **Anita Vecchioli**

Prefazione

L'intento dell'autore di questo libro è di dare qualche indicazione scientifica ma anche pratica sulle diverse forme di allergia al nichel, che è un'affezione molto diffusa nella popolazione mondiale (percentuali variabili tra il 9 ed il 13 % della popolazione con netta prevalenza del genere femminile). Due sono forme in cui si estrinseca l'allergia al nichel:
1) la classica dermatite da contatto che avviene per contatto con il nichel chiamata dermatite da contatto (DAC)
2) la forma alimentare che interessa l'organismo in generale chiamata: sindrome da allergia sistemica al nichel (SNAS)

Le due forme di allergia possono aggredire il paziente sia singolarmente che in associazione. Dal momento che tale allergia si estrinseca, oltre che per contatto, anche per ingestione di sostanze contenenti alto contenuto di nichel il libro è corredato di tante gustose ricette "nichel free" ed interviene in aiuto di chi non sa quali cibi assumere senza rischio.

Le basi dell'allergia

Per comprendere cosa sia un'allergia e quali siano le possibili terapie e strategie di prevenzione è necessario innanzitutto presentare il principale protagonista della reazione allergica: l'allergene. Gli allergeni sono antigeni, cioè sostanze riconosciute come estranee dal sistema immunitario, che per le loro caratteristiche possono portare a una reazione allergica per contatto, o per ingestione, inalazione, esposizione o inoculazione. In breve, una reazione allergica è un particolare tipo di risposta immunologica del corpo umano nei confronti di alcune specifiche sostanze eterologhe.

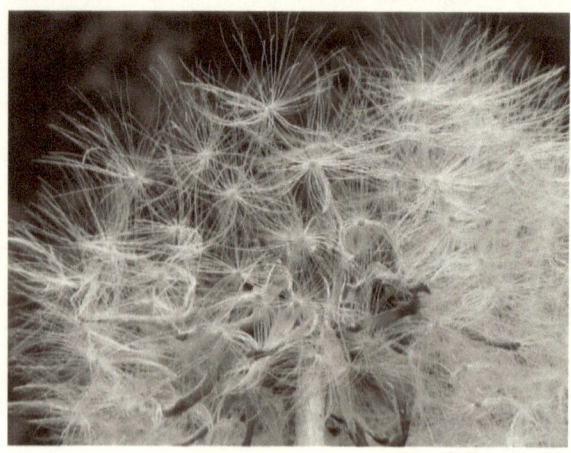

In generale, quando il nostro organismo entra in contatto con una sostanza estranea, il sistema immunitario agisce da "dogana". Difatti, tutte le sostanze presentano una serie di antigeni, che il corpo umano tramite il sistema immunitario distingue fra "self", cioè appartenenti all'organismo, e "non-self", cioè estranee.

Qualora la sostanza introdotta nel corpo sia riconosciuta come "non-self", il sistema immunitario tramite la produzione di anticorpi (**immunoglobuline della classe IgA, IgG IgE ed IgM**) e cellule specifiche cercherà di eliminare il "pericolo". Non tutte le sostanze hanno antigeni sulla superficie: difatti, solo le proteine ad alto peso molecolare sono in grado di indurre una risposta immunitaria, a differenza di zuccheri ed aminoacidi che presentano basso peso molecolare o struttura "lineare". Le proteine, come noto, sono la base di tutte le strutture organiche, ma sono anche esposte sulla superficie di virus e batteri – a riprova del ruolo fondamentale del riconoscimento del self e del non-self nel proteggerci dalle infezioni. Quando ingeriamo una proteina con l'alimentazione, questa viene scissa nei suoi componenti basilari, gli aminoacidi, prima di essere assimilata: in tal modo le proteine (animali e vegetali) assunte con la dieta non rischiano di indurre una risposta anticorpale. Inoltre, il nostro apparato digerente ha una **barriera** per evitare l'ingresso in circolo delle proteine.

Secondo la classificazione originale di Gell e Coombs, le reazioni immunologiche abnormi sono di quattro tipi:

tipo reazione immediata (o anafilassi)

tipo citotossica

tipo da immunocomplessi

tipo cellulo-mediata

Le reazioni di tipo 1 e 4 (immediata e cellulo-mediata) sono coinvolte nella risposta immunitaria tipica dell'allergia.

La reazione immediata o anafilassi:

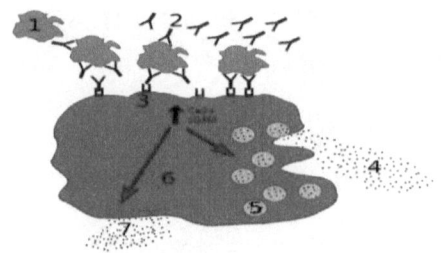

Alcuni individui, geneticamente predisposti all'allergia, producono, in risposta ad alcuni agenti esterni, anticorpi (**della serie IgE**) diversi da quelli che producono i soggetti non allergici. Vediamo ora cosa avviene quando il nostro paziente allergico in piena primavera fa una passeggiata nel parco; i pollini presenti in abbondanza nell'atmosfera vengono inalati, il sistema immunitario li riconosce come "non self" e produce anticorpi della serie IgE. A questo punto è doveroso fare una precisazione chimica per vedere la struttura degli questi anticorpi. Questi hanno grossomodo la forma di una **Y**, e con i due bracci superiori si attaccano all'agente esterno, mentre con il braccio inferiore si saldano sulla parete di particolari cellule del nostro organismo chiamate "mastcellule", ricche di istamina al loro interno; quando due immunoglobuline IgE, che hanno reagito ad esempio con il polline esterno, si trovano strettamente affiancate una vicino all'altra modificano la loro struttura chimica e con il braccio adeso alla mastcellula forano la parete cellulare. Questo comporta la fuoriuscita del contenuto della mastcellula, cioè l'istamina, che induce vasodilatazione, edema (gonfiore), intenso prurito cioè in pratica la reazione allergica. Quello che abbiamo visto corrisponde al primo tipo di reazione, quella definita immediata.

La reazione cellulo mediata.

I mediatori della risposta immunologica cellulo mediata sono i **linfociti**. La risposta cellulare del nostro organismo è soprattutto, ma non soltanto, verso agenti patogeni intracellulari, tipico è l'esempio della tubercolosi. Al primo contatto con l'agente estraneo i linfociti (CD4+) si legano all'antigene e si trasformano, nell'arco di un paio di giorni, in linfociti sensibilizzati (TH1). Un contatto successivo del nostro organismo con l'antigene provocherà un'attivazione del linfocita TH1 che comporta la fuoriuscita dalla cellula di sostanze tossiche atte a combattere l'agente estraneo. La presenza in loco di sostanze tossiche prova un evidente danno tissutale (eczema) che si manifesta con infiltrato cutaneo, arrossamento, gonfiore, prurito e talvolta piccole lacerazioni della pelle. Questo è quanto avviene per esempio al contatto con il nichel, pertanto la dermatite da contatto è un tipico esempio di reazione cellulo mediata.

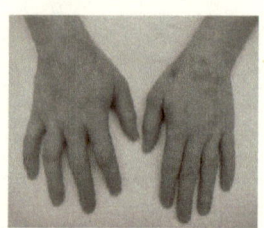

The role and relevance of mast cells in urticaria.
Church MK, Kolkhir P, Metz M, Maurer M.
Immunol Rev. 2018 Mar;282(1):232-247

Contact Hypersensitivity.
Gaspari AA, Katz SI, Martin SF.
Curr Protoc Immunol. 2016 Apr 1;113:4.2.1-7

Perivascular leukocyte clusters are essential for efficient activation of effector T cells in the skin.
Natsuaki Y, Egawa G, Nakamizo S, Ono S, Hanakawa S, Okada T, Kusuba N, Otsuka A, Kitoh A, Honda T, Nakajima S, Tsuchiya S, Sugimoto Y, Ishii KJ, Tsutsui H, Yagita H, Iwakura Y, Kubo M, Ng Lg, Hashimoto T, Fuentes J, Guttman-Yassky E, Miyachi Y, Kabashima K.
Nat Immunol. 2014 Nov;15(11):1064-9.

Contact dermatitis considerations in atopic dermatitis.
Rundle CW, Bergman D, Goldenberg A, Jacob SE.
Clin Dermatol. 2017 Jul - Aug;35(4):367-374

Il nichel questo sconosciuto

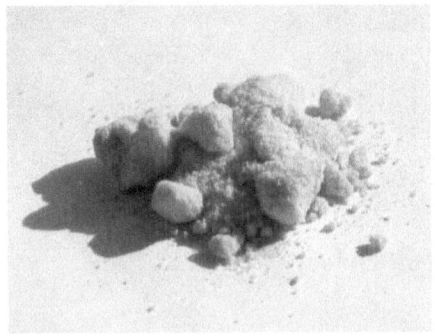

Il **nichel** è un elemento naturale scoperto nel 1757 dal chimico Cronestedt, ha peso atomico 28 ed ha 5 isotopi, **è ubiquitario**, si trova per lo più nelle rocce ignee, spesso legato con il ferro. La concentrazione di nickel nella crosta terrestre è dello 0,008%; in particolare nel terreno troviamo 5-500 µg/g, nei vegetali 0,5-5 µg/g, nel regno animale 0,1-5 µg/g, nell'acqua 0,0005-0,0010 µg/g.

E' importante sottolineare come il ferro sia un elemento chimico diverso dal nichel e pertanto è necessario evitare di confonderli, come spesso avviene. Il nichel è un elemento ferromagnetico; in natura si trova spesso associato al cobalto ed è usato nelle leghe per le sue proprietà.

Le riserve maggiori di nichel sono in **Australia** e **Nuova Caledonia** e ammontano a circa il 50% delle riserve totali note. Ciò nonostante la **Russia** è stato il più grande produttore di nichel con circa il 20% della produzione mondiale seguito da vicino da **Canada**, **Australia**, **Indonesia** e **Filippine**.

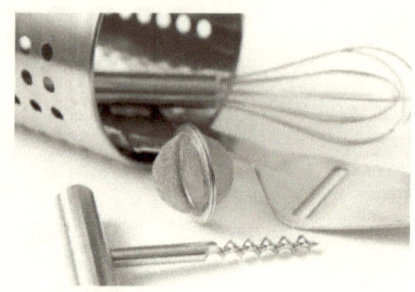

Circa il **75%** del nichel viene impiegato per fabbricare **acciaio inox** ; un altro **10%** viene impiegato in leghe particolari. Il restante è utilizzato per batterie ricaricabili, conio, prodotti per fonderia .

Grande pregio del nichel è la **resistenza all'ossidazione**, questo spiega perché viene utilizzato per fare monete, strumenti di laboratorio, posate di uso comune e per tubature.
Nella biologia umana, il nichel prende parte a numerose **reazioni enzimatiche** necessarie per l'attività cellulare .

L'assunzione del nichel da parte del nostro organismo avviene principalmente per **via orale**, in minor misura tramite la **respirazione** e il contatto con la **pelle**. Il nichel assunto per via orale viene quasi completamente eliminato immodificato nelle feci; il metallo assorbito tramite respirazione o contatto è esclusivamente eliminato per via urinaria, pertanto non esiste tossicità da accumulo di nichel nella popolazione ad eccezione di categorie professionali a contatto quotidiano esposte a grandi quantità del metallo.

Relationship between nickel allergy and diet.
Sharma AD.
Indian J Dermatol Venereol Leprol. 2007 Sep-Oct;73(5):307-12

Trace metal metabolism in plants.
Andresen E, Peiter E, Küpper H.
J Exp Bot. 2018 Feb 13

Sensitization to nickel: etiology, epidemiology, immune reactions, prevention, and therapy.
Hostynek JJ.
Rev Environ Health. 2006 Oct-Dec;21(4):253-80

Minerals in foods: dietary sources, chemical forms, interactions, bioavailability.
Hazell T.
World Rev Nutr Diet. 1985;46:1-123

La dermatite da contatto

La dermatite da contatto, come si intuisce dal nome, è una **manifestazione dermatologica** provocata dal contatto con determinate sostanze chimiche. Alla base della dermatite da contatto c'è una **reazione abnorme** dell'organismo sostenuta da alcuni globuli bianchi del sangue chiamati linfociti; la manifestazione clinica si manifesta con:
- eritema (arrossamento della pelle)
- intenso prurito
- edema (rigonfiamento della pelle).

A differenza dell'orticaria, che si manifesta con pomfi della durata di qualche ora ed a gittate successive, la dermatite da contatto è una **lesione fissa** che dura parecchi giorni.

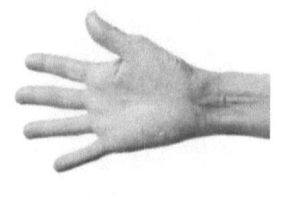

Distinguiamo nell'ambito della dermatite da contatto una forma "**professionale**" ed una forma "**comune**"; la prima riguarda il contatto con sostanze chimiche di uso non comune e pertanto interessa soprattutto lavoratori di particolari settori (operai edili, saldatori, idraulici, elettricisti, parrucchieri etc.), la seconda riguarda invece il contatto con sostanze di uso comune e pertanto può colpire chiunque.

Numerose sono le dermatiti date dal contatto con: gomma, metalli, detersivi, cosmetici, profumi e tanto altro. Ovviamente le zone più colpite sono le mani, ma qualsiasi parte del corpo può essere interessata, basti pesare a cosmetici, detersivi e così via

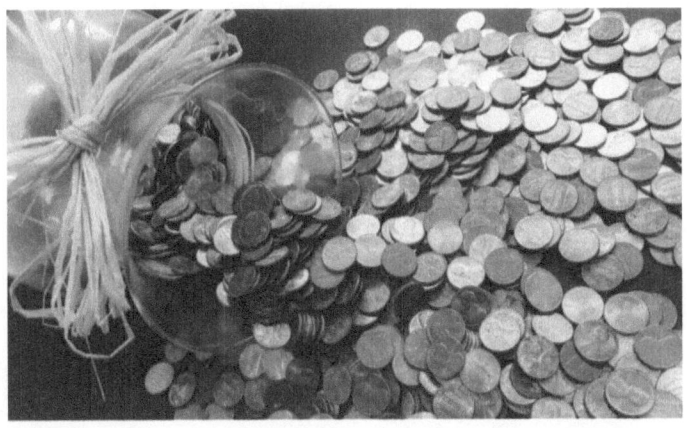

Tra tutte le dermatiti da contatto **l'allergia al solfato di nichel** si distingue sia per la frequenza che per la sintomatologia.

Contact dermatitis: facts and controversies.
Wolf R, Orion E, Ruocco E, Baroni A, Ruocco V.
Clin Dermatol. 2013 Jul-Aug;31(4):467-47

Metals in cosmetics: implications for human health.
Borowska S, Brzóska MM.
J Appl Toxicol. 2015 Jun;35(6):551-72

L'allergia al solfato di nichel

Il nichel è una sostanza molto presente ed **ubiquitaria**; è contenuto in quasi tutte le leghe metalliche ed è utilizzato in numerosi prodotti di largo consumo quali detersivi, cosmetici, coloranti, fissatori, mordenti ed altro.

A differenza delle altre dermatiti da contatto, appare più diffusa. La dermatite da nichel non presenta sede specifica e può non essere localizzata.

La reazione allergica è di tipo **ritardato**, si manifesta, infatti, dopo circa **24/36 ore** dal contatto. E' comune il caso della donna che mette gli orecchini d'argento e dopo un giorno si ritrova con i lobi arrossati edematosi e pruriginosi, analoga reazione che può presentare dopo contatto con il bottone dei pantaloni o il gancetto metallico del reggiseno.

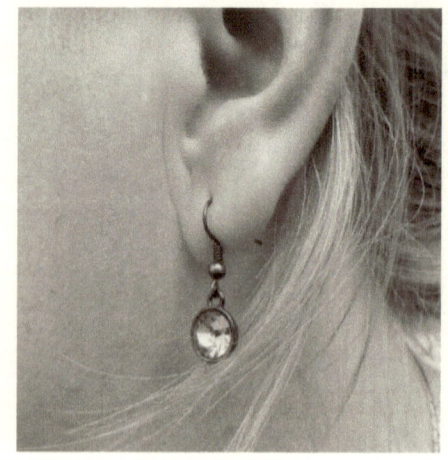

La reazione allergica tende a ridursi progressivamente, fino alla scomparsa dei sintomi, dopo l'allontanamento del contatto con il nichel. Un nuovo contatto, anche in sedi diverse da quella precedentemente esposta, può causare la comparsa di analoghe reazioni cutanee.

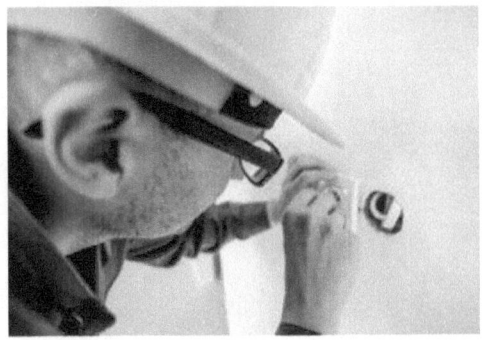

In questi soggetti, pertanto, è consigliato l'uso di strumenti protettivi, come ad esempio guanti o creme barriera, in grado di limitare il contatto diretto e prolungato con l'allergene in questione.

È di fondamentale importanza cercare di **evitare il contatto** con il nichel. Sebbene questo possa essere possibile per un impiegato o una casalinga, è difficile immaginare come categorie professionali esposte costantemente al nichel quali un operaio, una parrucchiera o un elettricista, possano evitare il contatto. Come già detto, il nichel può dare allergia anche se il contatto è avvenuto dopo ingestione per via orale. Dopo l'ingestione di alimenti ricchi di nichel, il soggetto che soffre di dermatite da contatto può sviluppare una reazione cutanea diffusa, eczematosa, pruriginosa.

Al fine di limitare le manifestazioni allergiche è essenziale seguire una dieta povera di nichel; la quantità totale di allergene assunta nell'arco della giornata è il principale fattore da tenere in considerazione. Pertanto, al momento di pianificare il proprio regime dietetico, il soggetto affetto da allergia al nichel dovrebbe tenere traccia dell'apporto totale giornaliero, cercando di limitare l'assunzione dei prodotti ad alto contenuto di nichel.

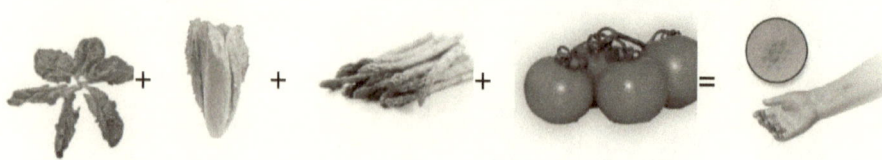

In questo libro troverete una rapida guida agli alimenti più ricchi in nichel, e quindi vietati, e quelli che invece ne sono privi e che possono pertanto essere assunti liberamente.

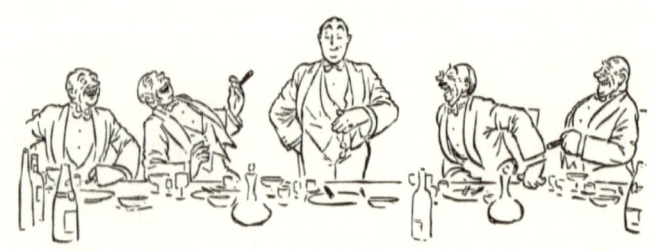

Systemic contact dermatitis to foods: nickel, BOP, and more.
Fabbro SK, Zirwas MJ.
Curr Allergy Asthma Rep. 2014 Oct;14(10):463

Diet and dermatitis: food triggers.
Katta R, Schlichte M.
J Clin Aesthet Dermatol. 2014 Mar;7(3):30-6

Prevalence of nickel allergy in Europe following the EU Nickel Directive - a review.
Ahlström MG, Thyssen JP, Menné T, Johansen JD.
Contact Dermatitis. 2017 Oct;77(4):193-200

La SNAS

La SNAS (sindrome da allergia sistemica al Nichel) è una sindrome caratterizzata da un'intolleranza al nichel assunto con la dieta e che si manifesta con sintomi a carico del tratto gastroenterico quali gonfiore, diarrea e crampi, frequentemente accompagnati da manifestazioni cutanee eczematose e pruriginose.

La diagnosi di SNAS si basa essenzialmente sull'anamnesi e sui patch test, la negatività del test epicutaneo per il solfato di nichel esclude con certezza la diagnosi di SNAS, mentre una positività ovviamente non fa diagnosi di SNAS, molti soggetti allergici al solfato di nichel, sia per contatto sia per ingestione, hanno manifestazioni esclusivamente a carico della pelle, eczemi diffusi molto pruriginosi e resistenti alla terapia.
La percentuale di pazienti allergici al nichel varia a seconda delle regioni, in Europa ci sono studi che confermano che la popolazione allergica al nickel varia dal 8 al 18 % con una prevalenza del sesso femminile di 4 ad 1, circa il 40% dei pazienti allergici al nichel manifesta reazioni anche sul tratto gastrointestinale.

Vediamo ora di capire la patogenesi della SNAS; sappiamo che la dermatite da contatto da nichel è basata su di una risposta immunitaria di IV tipo secondo la classificazione di Gell e Coombs (quindi una risposta cellulare mediata da linfociti, e non umorale, cioè mediata da IgE).

Classificazione di Gell e Coombs	
Tipo I	Anafilassi
Tipo II	Citotossica
Tipo III	Immunocomplessi
Tipo IV	Ritardata
Tipo V	Stimolatoria
Tipo VI	Cellule Killer
Tipo VII	Anticorpi anti-recettore

Nulla di certo si sa per quanto concerne la patologia del tratto intestinale; l'ipotesi più probabile, ma siamo nel campo delle ipotesi, è che lo stesso meccanismo che porta ad una flogosi del derma possa interessare la mucosa del tratto gastroenterico, portando ad una flogosi locale con conseguenti sintomi viscerali.

Ecco i sintomi più comuni:

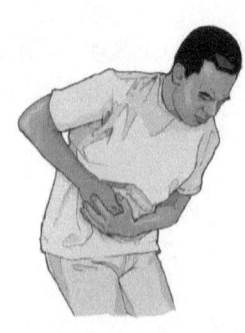

- meteorismo
- flatulenza
- crampi
- bruciori di stomaco
- coliche gassose
- diarrea
- malessere generale
- nausea
- cefalea
- prurito diffuso
- gonfiore addominale
- obesità

La terapia della SNAS si basa esclusivamente sulla dieta a basso contenuto di nichel. In letteratura ci sono moltissime diete a basso contenuto di nichel che spesso sono in contraddizione tra loro. Difficile dire quali siano i motivi che hanno portato noti medici a conclusioni diverse, forse come detto in precedenza luoghi diversi hanno piante con diversa concentrazione di nichel, forse studi fatti in diversi periodi dell'anno; certo è che il valore più importante è sicuramente quello che il paziente riferisce: l'azione "causa effetto" di un alimento sulla propria persona è fondamentale per l'allestimento di una dieta a basso contenuto di nichel.

Systemic contact dermatitis.
Veien NK.
Int J Dermatol. 2011 Dec;50(12):1445-56

Contact dermatitis as a systemic disease.
Kulberg A, Schliemann S, Elsner P.
Clin Dermatol. 2014 May-Jun;32(3):414-9. doi: 10.1016/j.clindermatol.2013.11.008

Systemic contact dermatitis.
Nijhawan RI, Molenda M, Zirwas MJ, Jacob SE.
Dermatol Clin. 2009 Jul;27(3):355-64,

Irritable Bowel Syndrome and Nickel Allergy: What Is the Role of the Low Nickel Diet?
Rizzi A, Nucera E, Laterza L, Gaetani E, Valenza V, Corbo GM, Inchingolo R, Buonomo A, Schiavino D, Gasbarrini A.
J Neurogastroenterol Motil. 2017 Jan 30;23(1):101-108

Dieta a basso contenuto di nichel

Una dieta europea contiene una quantità di nichel di circa 300-600 microgrammi al giorno, prevalentemente provenienti dai **vegetali**. Alcuni fattori influenzano l'assunzione del nichel dalla dieta: ad esempio, l'assunzione di arance, vitamina C e latte riduce fortemente l'assunzione del nichel. L'anemia è invece un fattore che incrementa l'assunzione del nichel: pertanto la correzione dell'anemia mediante terapia marziale riduce l'assorbimento del nichel. Peraltro, lo stesso alimento vegetale può contenere una quantità di nichel diversa, dal momento che la concentrazione di nichel può essere influenzata dal luogo ove viene coltivata la pianta, dalla stagione e persino dall'età delle foglie.

Per effettuare una **dieta a basso contenuto di nichel**, è importante non assumere nello stesso giorno più alimenti ad alto contenuto di nickel. È dunque un **discorso sommativo**: mentre le allergie alimentari che provocano orticaria non sono dose dipendenti (un grammo di noccioline o un etto non fa differenza), per quanto concerne il nickel la comparsa dell'allergia è strettamente connessa alla quantità assunta.

Nel corso degli anni abbiamo visto che numerosi medici si sono impegnati per creare delle tabelle con la percentuale di nichel presente nei vari alimenti.

Queste tabelle sono molto diverse fra loro. Le prime tabelle , che si riferiscono agli anni 80, sono decisamente povere di alimenti ad alto contenuto di nichel, nel corso degli anni studi più approfonditi hanno permesso di evidenziare meglio il quadro generale e si è arrivati a tabelle che mostrano molti più alimenti ad alta concentrazione di nichel.

Sicuramente la mancanza di un valore soglia che definisce un alimento ad alta concentrazione di nichel non ha favorito questa confusione: la Swedish Food Administration valuta alimenti ad alto contenuto di nichel quelli con un valore di oltre lo 0,5 mg/Kg, ; gli ultimi studi Italiani (Schiavino) prendono in considerazione una soglia dello 0,03 mg/Kg.

Quelle che segue è una tabella riassuntiva di quello che è stata l'evoluzione nel coso degli anni per quanto concerne la percentuale di nichel nei vari alimenti.

In nero gli alimenti ad alta concentrazione di nichel, quindi vietati; in grigio scuro, quelli con concentrazione medio alta, quindi da assumere sporadicamente; in grigio chiaro quelli a contenuto medio, quindi da assumere con moderazione.

	Schiavino Patriarca	Sharma	Zirwas	Picarelli	New Zeland
	1995	2007	2009	2010	2012
aglio		▨		■	
albicocche					
ananas					
arachidi		■	■	■	■
aragosta		■	■	■	
arance	■	▨			
aringhe	■	■	■	■	
asparagi	■		■	■	
avena	■	■	■	■	
avocado					
banana		▨	■		
barbabietola					▨
birra	■			■	▨
broccoli			■		■
cacao	■	■	■	■	
caffè	■	▨		■	
carote	■				
cavolfiore		■			▨
cavolo verde			■		▨
cavoletti					
ceci		■		■	
cereali		■			
cetriolo			▨		
cipolla	■	■	▨	■	■
fagioli	■	■	■	■	■
frutta secca					■
funghi	■	■		■	
farina integrale		■		■	▨
lamponi					

	Schiavino Patriarca	Sharma	Zirwas	Picarelli	New Zeland
	1995	2007	2009	2010	2012
lattuga		■	■	■	
lenticchie		■	■	■	
lievito				▒	
liquerizia				■	■
mais		▒			
margarina	■				▒
mandorle		■	■		
mele				▒	
molluschi	▒	▒	▒	▒	▒
nocciole	▒	▒	▒	▒	
noci		▒	▒	▒	
pane farina		■			
patate	■	■			
pere	■				
pesci	▒	▒	▒	▒	▒
piselli	■	■	■	■	■
pomodori	■			■	
prugne				■	
riso		▒			▒
salmone			■	■	
segale				■	
sgombro			■	■	■
soia		■			
spinaci	■	■	■	■	▒
tè	■	■	■	■	
tonno			■		
uva passa				▒	
veg. foglia larga			▒	■	
vino	■			■	
cibi in scatola	■	■	■	■	

1.	Low nickel diet in dermatology. Sharma A.D.
Indian J Dermatol. 2013 May; 58(3):24.

2.	Relationship between nickel allergy and diet. Sharma A.D.
Indian J Dermatol Venereol Leprol. 2007 Sep–Oct; 73(5):307–12.

3.	Nickel content of food and estimation of dietary intake. Flyvholm M.A., Nielsen G.D., Andersen A.
Z Lebensm Unters Forsch. 1984 Dec; 179(6): 427–31.

4.	What Role Does Diet Play in the Management of Nickel Allergy? Cunningham E.
J Acad Nutr Diet. 2017 Mar; 117(3):500.

5.	Diet and dermatitis: food triggers. Katta R.., Schlichte M.
J Clin Aesthet Dermatol. 2014 Mar; 7(3):30-6.

I danni della dieta nichel free

Come abbiamo visto il nichel è contenuto essenzialmente nelle verdure, pertanto il paziente allergico al nichel è costretto a seguire una dieta poverissima di verdure.

Sappiamo che un adeguato apporto di verdure e frutta è un fattore essenziale per una sana e corretta alimentazione poiché queste sostanze sono ricche di fibre, vitamine sali minerali ed altro. Vediamo quali sono i vantaggi che apporta alla dieta il consumo di verdura e frutta.

Blu/viola		Melanzane	Antocianine
		Mirtilli	Potassio
		prugne	magnesio
bianco		Cipolle	Polifenoli
		Aglio	Selenio
		porri	potassio
verde		Asparagi	Acido folico
		Broccoli	
		spinaci	Beta carotene
			luteina
giallo		Limoni	Vitamina C
		Pompelmi	Potassio
		carote	flavonoidi
rosso		Pomodori	Antocianine
		Fragole	
		peperoni	Licopene
			selenio

Frutta e verdure sono ricche di fibre, queste fibre una volta nell'intestino ritardano l'assorbimento degli zuccheri e pertanto evitano i picchi di iperglicemia che tanto sono deleteri per il metabolismo glicidico, perché inducono a scariche di insulina che provocano alla lunga una sindrome metabolica con conseguente obesità. Non meno importante è la funzione delle fibre nella regolazione della cinesi e del transito intestinale; le fibre sono costituite essenzialmente di cellulosa, sostanza che non viene digerita dal nostro intestino e che viene escreta come tale, pertanto crea massa fecale e facilita la defecazione.

Inoltre è da considerare l'azione delle verdure sul colon (vedi dieta Mediterranea) che sembra contrastare l'insorgenza del cancro del colon retto.

Carotenoidi, selenio, zinco e flavonoidi sono abbondantemente presenti nelle verdure, queste sostanze hanno una importante funzione antiossidante neutralizzando i radicali liberi dannosi per l'organismo e prevengono l'adesione del colesterolo sulle pareti delle arterie.

Potassio e magnesio sono elementi presenti in grande quantità nelle verdure e sono indispensabili per il nostro metabolismo. Il potassio è l'elemento che è alla base sia nella contrazione delle fibrocellule muscolari che nella trasmissione sinaptica tra le cellule nervose.

Infine le fibre danno un senso di sazietà e quindi limitano l'assunzione di altro cibo, contrastando l'obesità. L'OMS raccomanda l'assunzione di 25 grammi di fibra al giorno, che vorrebbe dire 350/450 grammi tra frutta e verdura. Sempre l'OMS si raccomanda di consumare frutta e verdura di colore differente, questo perché a colore diverso corrispondono sostanze diverse. L'organismo ha bisogno di varie sostanze, e quindi non si possono mangiare solo arance e mandarini arricchendosi di vitamina C e trascurando tutte le altre vitamine.

I fattori che influenzano l'assorbimento del nichel

Ci sono alcuni fattori che influenzano l'assorbimento del nichel dalla dieta:
1) l'anemia
2) il fumo
3) i metodi di cottura

Si intende per **anemia** la carenza di emoglobina nel sangue. L'emoglobina è la proteina che si lega all'ossigeno e lo trasporta dai polmoni a tutti i tessuti ove questo viene sfruttato tramite il ciclo di Krebs per fornire l'energia al nostro organismo. L'anemia oltre a causare senso di stanchezza, alopecia, ed alterazioni dell'umore favorisce l'assorbimento del nichel, pertanto paziente allergico al nichel è doppiamente essenziale correggere i valori dell'emoglobina. Previo il controllo ematico della sideremia, dell'acido folico e della vitamina B12 il paziente dovrà assumere ferro o folati o vitamina B12 per via orale al fine di ripristinare i valori dell'emoglobina.

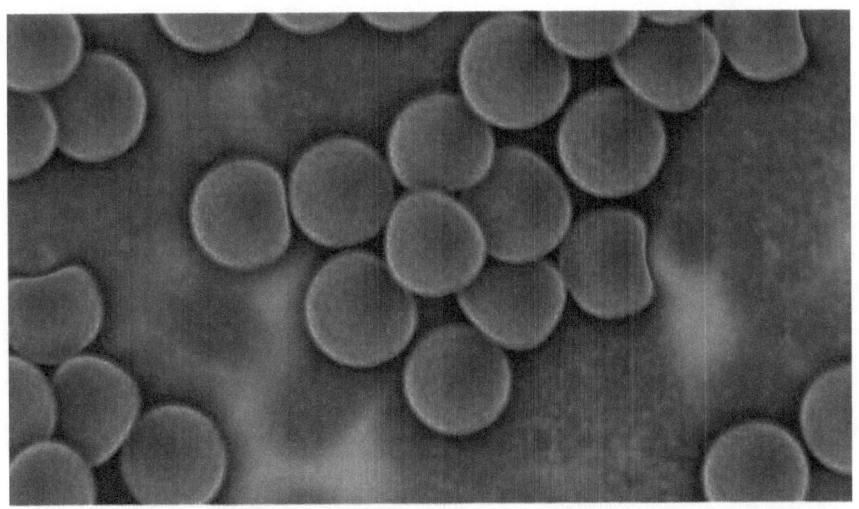

Che il **fumo** provochi il cancro del polmone e della vescica è cosa nota a tutti; che il fumo crei danni ai polmoni e che porti alla bronchite cronica ed infine all'enfisema è risaputo; che il fumo favorisca l'aterosclerosi e l'infarto lo sanno tutti, ma non tutti sanno che il fumo favorisce l'assorbimento del nichel. Infatti la combustione del tabacco crea una sostanza chiamata "nichelcarbonile" che viene inalata dal fumatore, questa sostanza raggiunge gli alveoli polmonari e viene assorbita dal sangue dove favorisce l'emoconcentrazione del nichel.

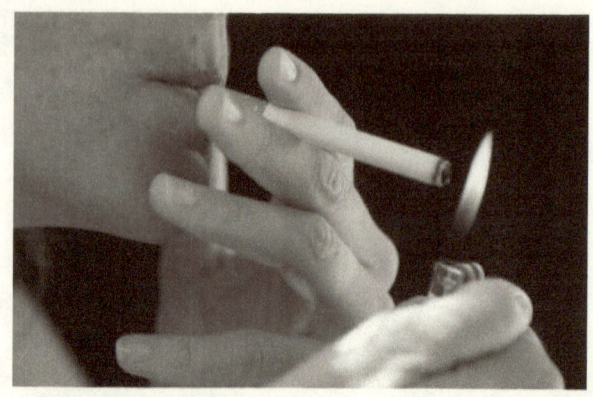

La **cottura** dei cibi può modificare in senso peggiorativo la concentrazione di nichel negli alimenti. È essenziale che vengano usate pentole <u>nichel free </u>fatte di materiali non ferrosi quali: teflon, ceramica o vetro. Se usate pentole d'acciaio controllate che siano in acciaio inox 18/10. Quando usate il forno le teglie devono essere smaltate, ma comunque è necessario usare sempre una carta forno. Per rimestare i cibi che sono in cottura e quindi ad alte temperature e tassativo l'uso di mestoli di legno o policarbonato.

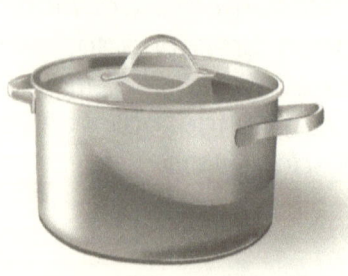
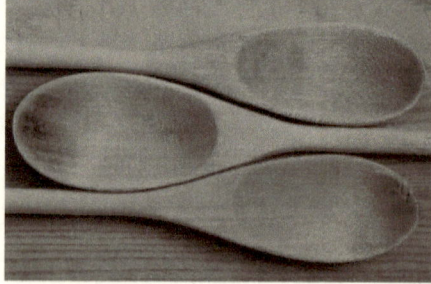

<u>Gastrointestinal absorption of metals.</u>
Diamond GL, Goodrum PE, Felter SP, Ruoff WL.
Drug Chem Toxicol. 1998 May;21(2):223-51

I test epicutanei o patch test

Questo tipo di test (patch test) viene usato per la diagnosi di reazioni allergiche cutanee sia circoscritte che diffuse. Le cause di queste dermatiti sono da ricondurre a contatto o ingestione di sostanze chimiche spesso contenute in oggetti o alimenti di uso comune. Il meccanismo dell'allergia da contatto è di tipo cellulare o ritardato IV tipo nella classificazione delle reazioni allergiche secondo Gell e Coombs.

La risposta all'allergene è quindi di tipo cellulare e non da anticorpi, e come dice il nome non è immediata bensì ritardata. Quando un paziente ha contatto con un allergene la reazione allergica si manifesta dopo circa 12/24 ore a differenza della classica allergia umorale o immediata che si manifesta in pochi minuti.

Ecco come si esegue il test:
il paziente si presenta in studio dopo astensione da cortisonici e/o antistaminici per una settimana. Su di un apposito cerotto il medico deposita delle sostanze chimiche (allergeni): il cerotto viene quindi applicato sul dorso del paziente.
Il paziente deve astenersi dall'attività sportiva e non deve né fare bagno né doccia finché il cerotto non viene rimosso dal medico, dopo 48-72 ore.
La valutazione verrà effettuata al momento della rimozione del cerotto: alcune sostanze non provocheranno reazione, mentre in caso

di positività in corrispondenza della sostanza chimica si evidenzierà una reazione allergica locale caratterizzata de rossore, comparsa di eczema ed intenso prurito. Questa reazione regredirà spontaneamente nell'arco di 2 o 3 giorni.

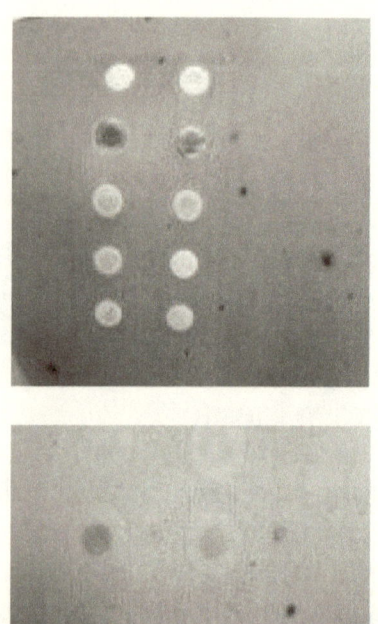

Quella che segue è un esempio di serie standard che viene comunemente usata per la valutazione allergologica:

Solfato di nichel	Difenilparaendiamina
Parafenilendiamina	Lattice
Mercaptobenzotiazolo	Clorochinaldolo
Tetrametiltiuramdisolfuro	Colofonia
Balsamo del Perù	Acido benzoico
Formalina	Lanolina
Trementina	Bicromato di potassio
Sodio bisolfito	Cloruro di cobalto
Benzocaina	Disperso giallo
Profumi mix	Disperso rosso
Fenilcicloesilparafenilendiamina	Disperso blu

Correlazione tra celiachia ed allergia al nichel

L'esistenza di una correlazione tra celiachia ed allergia al nichel è ormai un dato frequentemente riscontrato nella pratica clinica. Per comprendere come i due fenomeni possano essere associati è necessario considerare la patogenesi della celiachia, patologia autoimmune, e il ruolo fondamentale della barriera intestinale.

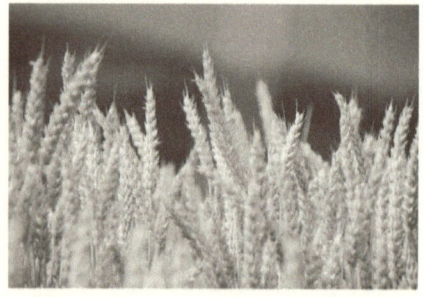

La malattia celiaca è una malattia autoimmune sistemica che può coinvolgere tutti gli organi e gli apparati. Cardine della patogenesi è la produzione di autoanticorpi (anti-transglutaminasi e anti-endomisio) che attivano una risposta immune a livello gastrointestinale, che determina la distruzione della mucosa (atrofia dei villi) in soggetti geneticamente predisposti (presenza degli alleli HLA DQ2 e/o DQ8).

L'esposizione al glutine rappresenta il maggior fattore scatenante per la cascata autoimmune: al momento gli altri fattori ambientali che determinano lo sviluppo della malattia non sono noti. Il glutine, contenuto in particolar modo in frumento, orzo, segale, farro, e molti altri cereali è composto da due proteine: la gliadina e la glutenina. Nei soggetti geneticamente predisposti, la gliadina ingerita viene attivata da un enzima (la transglutaminasi tissutale); questa trasformazione attiva a sua volta i linfociti T che determinano la produzione di numerose citochine pro-infiammatorie tra cui interleuchina-2, interleuchina-4, interferone gamma, TNF (fattore di necrosi tumorale) alfa. L'azione di queste sostanze tossiche determina un danno caratterizzato dall'appiattimento dei villi intestinali e da un'iperplasia delle cripte intestinali.

La barriera intestinale è una struttura che funge da filtro ed evita l'assorbimento di molecole di grandi dimensioni, quali le proteine, da parte dell'intestino. La barriera è inoltre in grado di riconoscere le molecole *self* da quelle *non-self*, e grazie alla presenza di anticorpi "localizzati" tra le cellule intestinali permette il riconoscimento di virus e batteri impedendone l'internalizzazione.

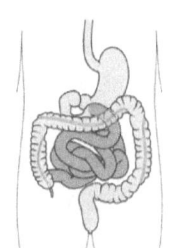

Questo meccanismo consente di bloccare meccanicamente l'azione dei patogeni; allo stesso modo, anche le macromolecole quali le proteine di grande peso molecolare non riescono ad oltrepassare la barriera e rimangono nel lume intestinale.
Si può quindi concludere che in assenza della barriera intestinale la mucosa assorbirebbe tutte le proteine assunte dalla dieta, cui conseguirebbero gravi alterazioni dell'omeostasi dell'individuo.
Vediamo ora perché il soggetto celiaco più facilmente diventa allergico al nichel. Ciò accade per due motivi: in primo luogo, la malattia celiaca come abbiamo visto in

precedenza crea un danno alla mucosa della parete intestinale che in condizioni di mancata completa *restitutio ad integrum* può favorire, a causa delle lesioni stesse, un alterato passaggio di sostanze tramite la barriera intestinale.

Inoltre, l'unica cura attualmente efficace per la celiachia è la dieta priva di glutine; tale alimentazione porta il soggetto celiaco ad assumere alimenti che naturalmente contengono quantità maggiori di nichel, quali il mais e i vegetali.

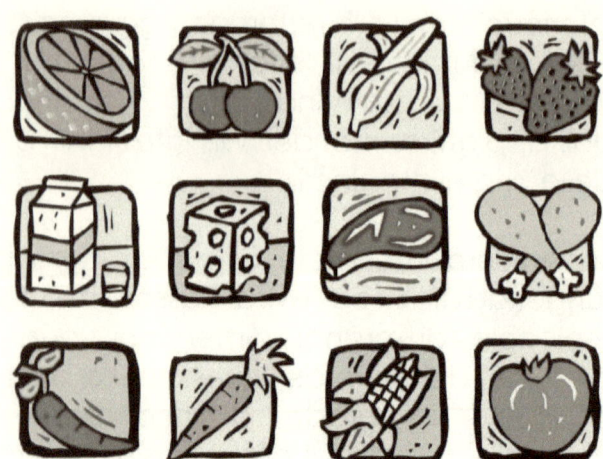

Le reazioni da contatto agli alimenti

La **dermatite da contatto** (DAC), diffusamente trattata in un altro capitolo di questo libro, si può manifestare al contatto con le "oleoresine" presenti in alcuni vegetali e frutti; principale allergene è il "sequiretene", presente in quantità sufficiente a sensibilizzare il paziente in molte verdure (broccoli, rape, cavoli) ed in alcuni frutti (limoni, arance).1),2),3)

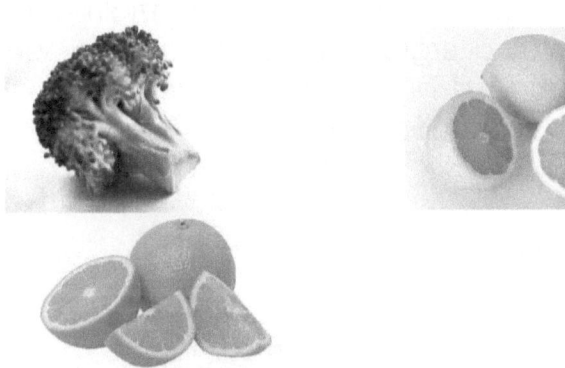

La **dermatite irritativa da contatto** (DIC) è una dermatite acuta che si manifesta al contatto con alcuni alimenti e che non è immuno mediata, ma bensì è il risultato di una semplice azione irritativa; a differenza della DAC non è ritardata ma bensì immediata. Un esame istologico delle lesioni non documenta la presenza delle cellule tipiche della reazione immuno allergica. Le sostanze che più comunemente causano una dermatite irritativa sono: limoni, aglio, ananas, ravanelli.

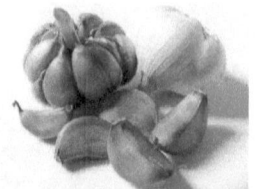 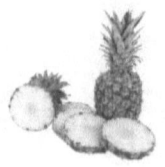

1) Systemic contact dermatitis to foods: nickel, BOP, and more.
Fabbro SK, Zirwas MJ.
Curr Allergy Asthma Rep. 2014 Oct;14(10):463

2) Cutaneous Manifestation of Food Allergy.
Tam JS.
Immunol Allergy Clin North Am. 2017 Feb;37(1):217-231

3) Contact allergy to food.
Brancaccio RR, Alvarez MS.
Dermatol Ther. 2004;17(4):302-13

L'**orticaria allergica** è una reazione immunologica immediata che è caratterizzata dal coinvolgimento delle IgE, quindi colpisce i soggetti potenzialmente allergici. Il paziente allergico si sensibilizza ad un determinato alimento ed al contatto successivo, o ai contatti successivi, si manifesta la reazione allergica, caratterizzata da intenso prurito e comparsa di pomfi.4),5),6)

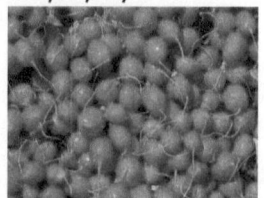 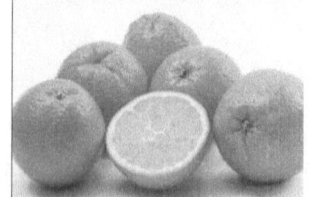

L'**orticaria da contatto non allergica** è simile alla DIC ma si distingue per l'aspetto delle lesioni, che a differenza della DIC sono caratterizzate da numerosi pomfi e per il coinvolgimento di mediatori chimici dell'infiammazione , quali l'istamina e le citochiine.7),8)

4) When should the diagnosis 'contact urticaria' be used?
Aalto-Korte K.
Contact Dermatitis. 2017 Nov;77(5):323-324. doi: 10.1111/cod.12884. Epub 2017 Sep 21.

5) A Case of Anaphylaxis Induced by Contact with Young Radish (Raphanus sativus L).
Lee YH, Lee JH, Kang HR, Ha JH, Lee BH, Kim SH.
Allergy Asthma Immunol Res. 2015 Jan;7(1):95-7
Immunologic contact urticaria.
McFadden J.
Immunol Allergy Clin North Am. 2014 Feb;34(1):157-67

6) Contact reactions to food.
Killig C, Werfel T.
Curr Allergy Asthma Rep. 2008 May;8(3):209-14

7) Garlic (Allium sativum L.): adverse effects and drug interactions in humans.
Borrelli F, Capasso R, Izzo AA.
Mol Nutr Food Res. 2007 Nov;51(11):1386-97

8) Occupational contact urticaria and protein contact dermatitis.
Doutre MS.
Eur J Dermatol. 2005 Nov-Dec;15(6):419-24

Le intolleranze alimentari: bufale o realtà ?

Spesso vediamo in televisione pubblicità ingannevoli che sfruttano la dabbenaggine della gente, mi chiedo come mai non esista in tutto il nostro apparato burocratico dello stato un organo atto a censurare le pubblicità truffa, ma ancor più grave trovo l'inganno pubblicitario quando questo interessa la salute; 300 milioni di euro spesi dagli Italiani in un anno per fantomatiche ed inutili pseudo analisi volte alla ricerca di inesistenti intolleranze alimentari.

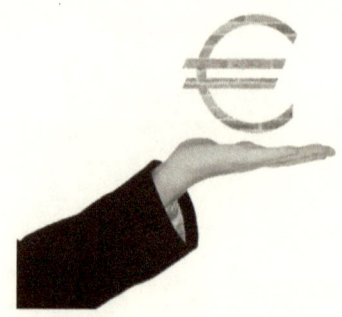

Vediamo di fare il punto della situazione: per prima cosa distinguiamo tra le reazioni allergiche e le intolleranze alimentari: le reazioni allergiche sono quelle reazioni mediate da anticorpi di tipo IgE e che non sono dose dipendente, si manifestano con eruzioni cutanee, prurito, edemi, iniziano subito dopo l'assunzione della sostanza (10 /30minuti) , colpiscono individui geneticamente predisposti e possono essere studiate con analisi scientifiche appropriate.

Le intolleranze alimentari sono state definite come "allergie non allergiche" (Kaplan 1991) cioè reazioni dell'organismo non mediate dalle IgE; due E SOLTANTO DUE sono le intolleranze scientificamente provate: quella al "lattosio" e quella al "glutine" tutto il resto sono chiacchiere!

Esistono sul mercato numerosi test atti a scoprire tutte le intolleranze del malcapitato paziente, si tratta di test che non sono stati mai testati su un campione valido di persone per poterne accertare la validità. Un test per essere considerato attendibile deve rispondere a due elementi essenziali: sensibilità e specificità.

Vediamo di capire il significato di questi due termini; un test ha una sensibilità valida quando individua tutti pazienti clinicamente malati, cioè il 100% dei soggetti malati deve essere positivo al test, quindi il

paziente che risulta negativo al test è sicuramente un paziente negativo anche dal punto di vista clinico. La specificità di un test riguarda la percentuale di pazienti che, sicuramente sani dal punto di vista clinico, risultano positivi al test, sono quelle che vengono definite false positività; maggiori sono le false positività meno attendibile è un test. Credo di essere stato abbastanza chiaro, ma per maggior sicurezza facciamo degli esempi pratici:
1) Anna è una paziente affetta da celiachia: effettua un test per tale malattia e risulta positiva, perfetto quindi nulla da aggiungere.
2) Loredana che non è affetta da celiachia, effettua un test che risulta positivo. Ecco la specificità di cui sopra, si tratta di un falso positivo.
3) Roberta, di cui non abbiamo notizie anamnestiche effettua un test per la celiachia che risulta negativo. Per quanto detto prima in merito alla sensibilità siamo certi che non è affetta da celiachia.
Ricapitolando perché un test sia attendibile deve avere una sensibilità del 100 % ed una sufficiente specificità

Pertanto prima di buttare al vento tempo e denaro sarebbe giusto informarsi presso gli organi competenti sull'affidabilità dei test per le intolleranze alimentari che vengono continuamente proposti dai vari laboratori e talvolta, cosa ancora più grave, anche da "medici".

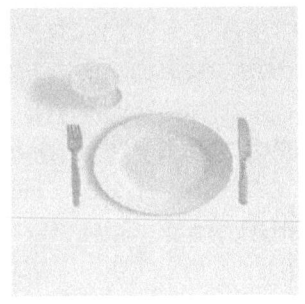

CASI CLINICI
Caso clinico n° 1

Giunge alla nostra osservazione una paziente di 38 anni che lamenta comparsa di dermatite ad entrambe la mani da circa un anno. **Nell'anamnesi patologica** della paziente non ci sono malattie degne di nota; **nell'anamnesi fisiologica** la paziente riferisce di aver partorito il primo figlio da circa un anno. Vengono applicati i cerotti per un patch test. Vengono letti i patch test a 48 ore che evidenziano una netta positività per il solfato di nichel.

La positività è in accordo con l'anamnesi della paziente, in quanto questa riferisce di usare da un anno detersivi e saponi per l'igiene della casa in modo ben diverso da quando non aveva il bambino; è da considerare inoltre che variazioni ormonali quali quelle che avvengono durante la gravidanza e dopo possono scatenare un'allergia latente.

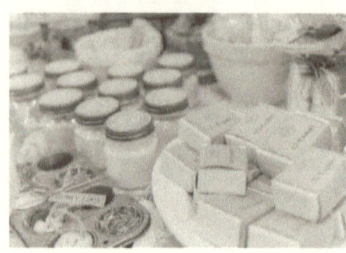
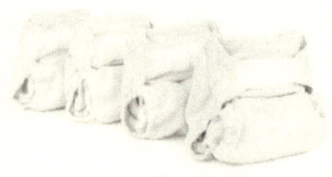

Caso clinico n°2

Marco è uno studente di 16 anni che viene in visita per la comparsa di una dermatite al polpastrelli della mano sinistra, non è mancino. Nulla di significativo **nell'anamnesi fisiologica e patologica**, nessuna comparsa di lesioni sul resto del corpo. Vengono effettuati dei patch test che evidenziano spiccata positività al solfato di nichel. Il dato evidenziato dal patch test non ci spiega come mai sia solo la mano sinistra ad essere interessata; solo un accurato riesame dell'anamnesi fisiologica, alla luce di quanto riscontrato, ci permette di scoprire che il ragazzo passa più tempo a suonare la chitarra che su i libri, ecco perché la dermatite solo alla mano sinistra.

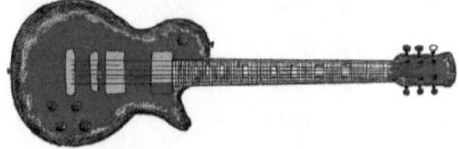

Caso clinico n°3

Viene in studio una paziente affetta da allergia al nichel, accertata alcuni anni prima tramite patch test. Si presenta oggi in studio per la comparsa di bruciori di stomaco e crampi intestinali accompagnati a tosse. La paziente ritiene che il nichel sia il responsabile della sintomatologia gastrica e pertanto chiede una dieta e/o una terapia adeguata. Un'accurata anamnesi ci permette di individuare che la sintomatologia è maggiore durante la notte ed a digiuno e non agli alimenti contenenti nichel, ciò nonostante invitiamo la paziente a seguire una dieta assolutamente nichel free per 15 giorni; al termine della dieta non ci sono stati benefici, quindi viene somministrato un anti acido e viene consigliata alla paziente una dieta contro il reflusso. Dopo quindici giorni la paziente torna riferendo un netto miglioramento della sintomatologia. Una successiva gastroscopia confermerà la presenza di gastrite con ernia iatale e reflusso. Questa volta l'imputato maggiore, il nichel, è innocente!

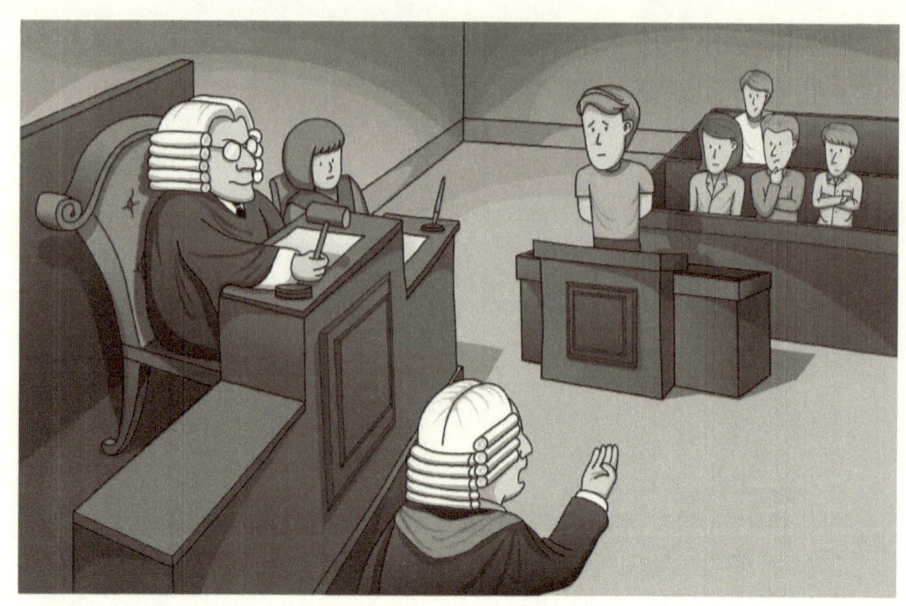

Caso clinico n°4

Un gastroenterologo invia un paziente in studio per sospetta intolleranza alimentare; il paziente riferisce comparsa di gonfiore addominale e flatulenza dopo l'assunzione di cibi ad alto contenuto di nichel. Nell'anamnesi patologica non ci sono precedenti che facciano pensare a dermatiti legate al nichel. Viene effettuato un patch test che evidenzia positività al solfato di nichel; viene posta quindi una diagnosi di SNAS non associata a DAC.

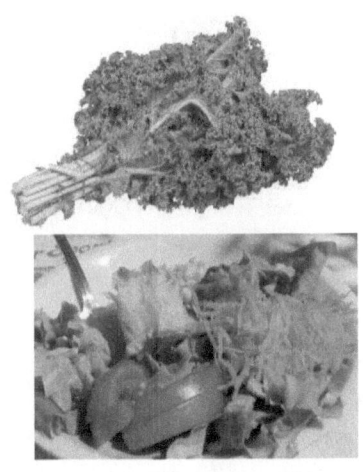
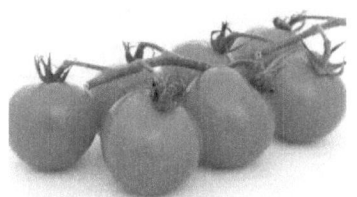

Caso clinico n°5

Un nostro paziente affetto da vari anni da una dermatite allergica al nichel si presenta in studio per una improvvisa esacerbazione della sintomatologia cutanea, in particolare agli arti, senza motivo alcuno; si studia accuratamente l'anamnesi fisiologica del paziente, ma nulla emerge. Dopo varie terapie con risultati pressoché nulli si decide di fare una biopsia. L'esito della biopsia depone per una dermatite da psoriasi, l'aspetto similare delle lesioni aveva confuso dermatologi ed allergologi ed aveva fatto pensare ad una esacerbazione della dermatite da contatto.

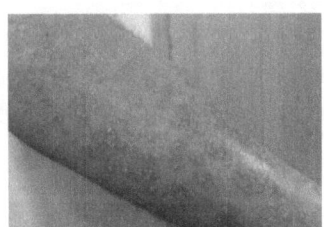

ESISTE UN TRATTAMENTO IPOSENSIBILIZZANTE ORALE PER L'ALLERGIA AL NICHEL

Le reazioni a questo metallo, presente in moltissimi oggetti e anche nei cibi, possono essere fermate con un Trattamento iposensibilizzante Orale al Nichel (TIO NICHEL). Per le forme più gravi di allergia al nichel, definite sistemiche, è stato sperimentato con successo un Trattamento Iposensibilizzante Orale al Nichel. Non si tratta di una profilassi tradizionale ma di un Trattamento Iposensibilizzante Orale al Nichel, che nel giro di otto-dieci mesi porta a un miglioramento significativo dei sintomi in sette pazienti su dieci. Diarrea e mal di pancia tra i sintomi È un risultato non da poco, considerato che dei circa nove milioni di italiani allergici a questo metallo quasi due sviluppano la forma sistemica. Ma che cosa vuole dire sistemica? Significa che alla classica dermatite da contatto scatenata da un'infinità di oggetti contenenti nichel (dalle monete ai gioielli, dai cellulari ai cosmetici) si aggiunge una reazione al metallo assunto con l'alimentazione che provoca, oltre a orticaria ed eczema, dolori addominali, diarrea, gonfiore di stomaco, meteorismo, vomito e reflusso gastroesofageo. E anche in questo caso evitare il metallo è un'impresa, dal momento che si trova in moltissimi vegetali (frutta e verdura), nell'acqua e può essere assorbito mangiando un piatto di pasta cotta in una pentola di acciaio inox. Il Trattamento Iposensibilizzante Orale al Nichel si prescrive solo al termine di un percorso diagnostico, che parte da un patch test: un dischetto contenente solfato di nichel viene applicato con un cerotto alla cute e lasciato in sede per 48-72 ore. Se al termine dell'esame si evidenzia una dermatite nella zona di contatto si procede con sei-otto settimane di dieta povera di nichel. La terapia: capsule per sei mesi Confermata la diagnosi può iniziare la terapia, che prevede l'assunzione di capsule da 500 nanogrammi di nichel (mezzo milionesimo di grammo) tre volte alla settimana per sei mesi. Quindi, nei tre mesi successivi si reintroducono gradualmente gli alimenti che contengono nichel e infine si passa a un regime libero.

1. Thyssen JP, Linneberg A, Menné T, Johansen JD. The epidemiology of contact allergy in the general population – prevalence and main findings. Contact Dermatitis 2007; 57: 287-99.

2. Braga M, Quecchia C, Perotta C, Timpini A, Maccarinelli K, Di Tommaso L, Di Gioacchino M. Systemic nickel allergy syndrome: nosologic framework and diet regimen. Int J Immunopthol Pharmacol 2013; 26: 707–16.

3. Panzani RC, Schiavino D, Nucera E, Pellegrino S, Fais G, Schinco G, Patriarca G. Oral hyposensitization to nickel allergy: preliminary clinical results. Int Arch Allergy Immunol 1995; 107: 251-4.

4. Boscolo P, Di Gioacchino M, Conti P, Barbacane RC, Andreassi M, Di Giacomo F, Sabbioni E. Expression of lymphocyte subpopulations, cytokine serum levels and blood and urine trace elements in nickel sensitized women. Life Sci 1998; 63: 1417-22.

5. Boscolo P, Andreassi M, Sabbioni E, Reale M, Conti P, Amerio P, Di Gioacchino M. Systemic effects of ingested nickel on the immune system of nickel sensitized women. Life Sci. 1999; 64: 1485-91.

6. Jensen CS, Menné T, Johansen JD. Systemic contact dermatitis after oral exposure to nickel: a review with a modified meta-analysis. Contact Dermatitis 2006; 54: 79-86.

7. Schiavino D. Systemic nickel allergy syndrome. Int J Immunopathol Pharmacol 2005; 18: 7-10.

8. Verna N, Di Claudio F, Balatsinou L, Schiavone C, Caruso R, Renzetti A, Gabriele E, Turi MC, Feliziani A, Di Gioacchino M. Nickel systemic contact dermatitis. Int J Immunopathol Pharmacol 2005; 18: 11-4.

9. Minciullo PL, Saija D, Trombetta D, Ricciardi L, Di Pasquale G, Gangemi S. Serum levels of sICAM-1 in subjects affected by systemic nickel allergy syndrome. It J Allergy Clin Immunol 2006; 16: 109-13.

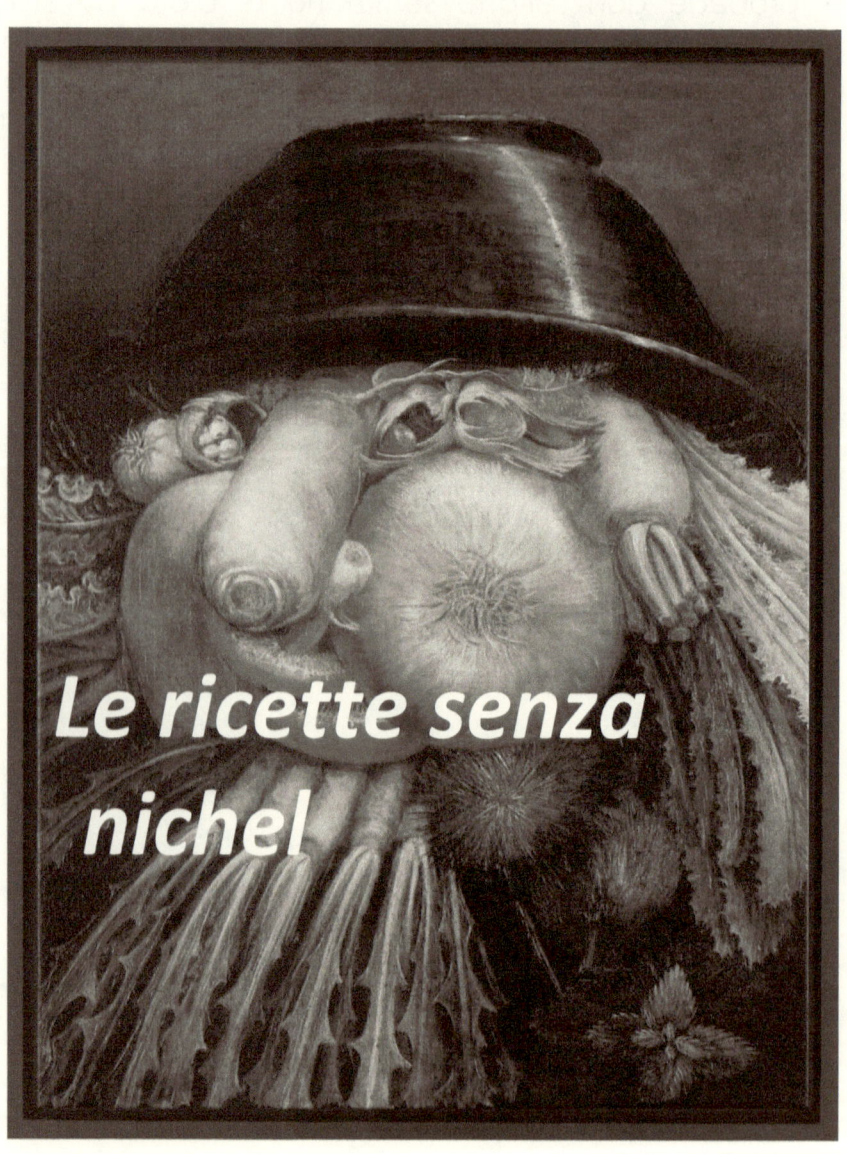

Le ricette senza nichel

Gli antipasti

Acciughe al burro

Difficoltà ✕✕
Tempo 🕐
Costo 💰💰

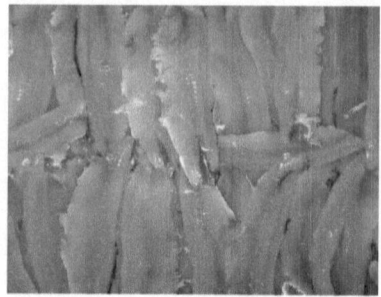

Ingredienti :
- 8 acciughe
- burro qb

Preparazione :

Prendete otto acciughe sottolio, pulitele bene delle spine e disponetele nel piatto arrotolandole su se stesse; prendete ora il burro che deve essere ben freddo di frigorifero prendete l'apposito arriccia burro che per fare un bel lavoro deve essere anch'esso ben gelato e bagnato con acqua fredda, passatelo sul burro per formare otto ricci che andranno posti sulle acciughe, accompagnate con fette di pane casareccio.

Bruschetta

Difficoltà
Tempo
Costo

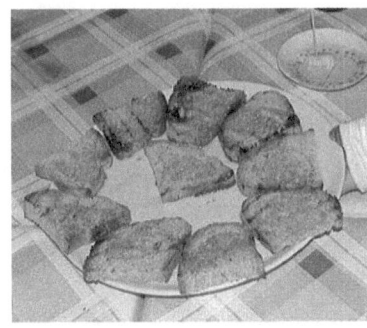

Ingredienti :
- 4 fette di pane casereccio
- 4 cucchiai di olio extra vergine di oliva
- sale e pepe

Preparazione :

Fate abbrustolire senza bruciarle quattro fette di pane casareccio, ungetele d'olio , cospargete di sale e pepe e mangiatele calde, da sole o come accompagnamento per del prosciutto crudo.

Carpaccio di pesce spada

Difficoltà 🛠
Tempo 🕐
Costo 💰💰💰💰

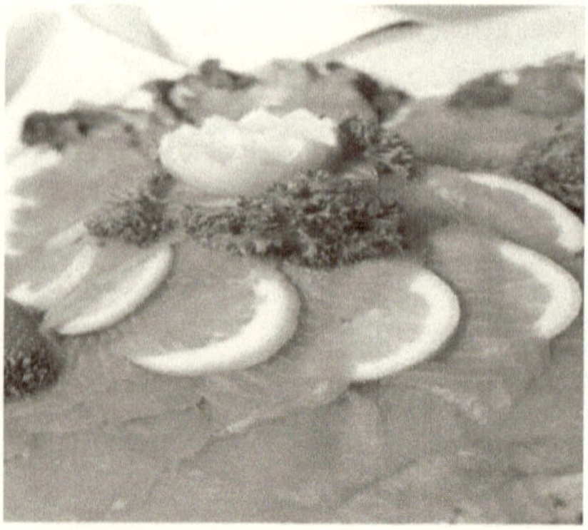

Ingredienti :

- 150 grammi di pesce spada
- 1 noce di burro
- 1 limone
- 1 arancio
- 1 piccolo finocchio
- un pochino di pepe rosa

Preparazione :

Prendete 150 grammi di pesce spada crudo ed ovviamente abbattuto tagliato molto fino; disponetelo con cura su un piatto unto con il burro versate ora il succo di un limone, dei riccioli di burro, l'arancio ed il finocchio tagliati a fettine sottilissime e qualche chicco di pepe verde; mettete in frigorifero per mezz'ora e poi servite.

Cocktail di gamberetti

Difficoltà ⚒⚒⚒
Tempo 🕐🕐
Costo 💰💰💰💰

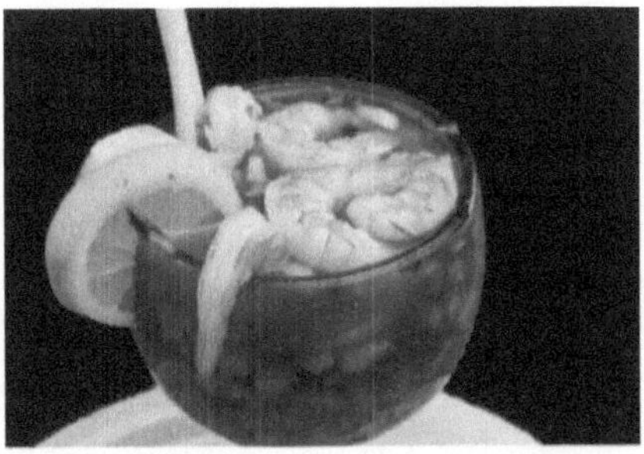

Ingredienti :

- 2 etti di gamberetti
- 50 grammi di maionese
- 1 limone

Preparazione :

Comprate 200 grammi di gamberetti freschi, fateli appena sbollentare, passateli in acqua fredda e poi asciugateli, con un coltellino affilato sgusciateli, lavate bene la parte carnosa, asciugatela e mettetela in una ciotola, aggiungere ora della maionese e qualche fetta di limone per guarnire, mettete in frigo mezz'ora prima di portare in tavola.

Crostini di spigola

Difficoltà ✭✭
Tempo ⏱
Costo 💰💰💰

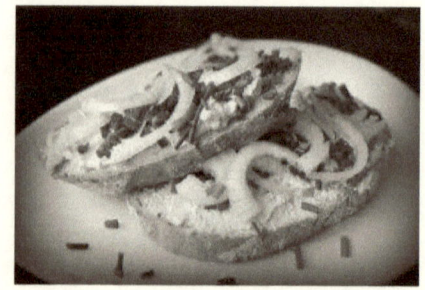

Ingredienti :
- 1 filetto di spigola
- 4 fette di pane casereccio
- 4 cucchiai di olio extra vergine di oliva
- sale e pepe

Preparazione :

Fate abbrustolire senza bruciarle quattro fette di pane casereccio e tenetele da parte. Mettete il filetto di spigola in una pentola, aggiungete olio e sale, fate soffriggere a fuoco basso e mentre cuoce con un cucchiaio di legno cercate di spezzettarlo il più possibile in minuscoli pezzetti: quando vedete che il filetto è ben rosolato assaggiate per controllare se è giusto di sale. A questo punto con l'aiuto di una spatolina rivestite bene le fette di pane e servite in tavola.

Fritti di crema

Difficoltà ⚒⚒⚒
Tempo 🕐🕐🕐
Costo 💰💰

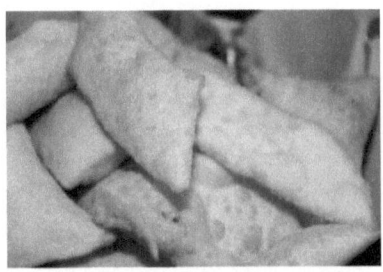

Ingredienti :

- 2 uova
- 1 etto di farina
- 2 cucchiai di zucchero
- 1 limone
- Mezzo bicchiere di latte

Preparazione :

In una terrina sbattete i due tuorli con lo zucchero e la farina, aggiungete la buccia del limone grattugiata e fate cuocere a fuoco lento finché non vedrete che il composto si stacca da solo dal bordo; rovesciate ora il tutto su di una carta da forno e lasciate raffreddare, quando sarà fredda tagliate il composto a forma di piccoli rombi; a questo punto passate i rombi nell'albume sbattuto, infarinateli leggermente e versateli nell'olio bollente per friggerli, serviteli caldi con una spolverata di zucchero.

Insalata di mare

Difficoltà �
Tempo ⏱⏱⏱
Costo 💰💰💰

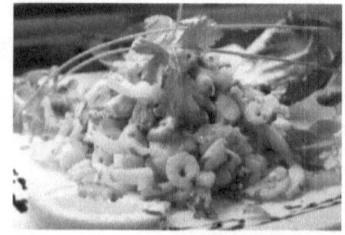

Ingredienti :
- 4 etti di vongole
- 4 etti di cozze
- 4 etti di calamari
- 4 etti di polipi
- 1 spicchio di aglio
- limone, sale ed olio

Preparazione :

Pulite accuratamente il polpo e strofinate bene la superficie per togliere la sottile pellicola che lo ricopre, mettetelo in una pentola e fate cuocere per circa trenta minuti, immergete spesso il polpo nell'acqua per far si che i tentacoli si arriccino bene; scolate il polpo e mettete nella stessa acqua di cottura i calamari ed i gamberi, fate cuocere per una decina di minuti e poi scolate. Mettete ora in una padella le cozze e le vongole ben pulite, mettete un coperchio ed accendete la fiamma, non appena saranno tutte ben aperte scolatele. Fate freddare il tutto, taglia a striscioline il polpo ed i calamari, sgusciate le cozze e le vongole e condite con olio, sale e limone; mettete in frigo prima servire a tavola.

Paté di spigola

Difficoltà ✖✖
Tempo ⏱⏱
Costo 💰💰

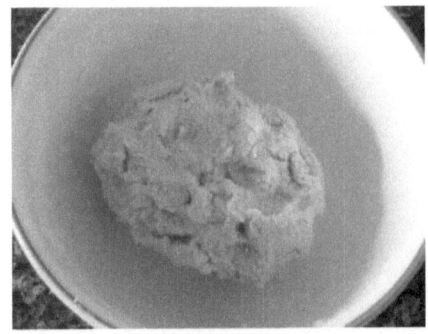

Ingredienti :

- 1 filetto di spigola
- 1 cucchiaio di vino bianco
- 1 etto di farina 00
- 100 grammi di latte
- 20 grammi di burro
- sale pepe

Preparazione :

Mettete il filetto di spigola in un pirex, aggiungete il burro e fate rosolare rimestando e contemporaneamente frantumando il filetto; versate ora il goccio di vino per aiutare la cottura. Appena vedrete che la cottura è alla fine aggiungete la farina ed il latte; fate cuocere ancora qualche minuto, regolate di sale e pepe e poi mettete tutto nel frullatore. Il piatto va servito freddo come antipasto.

Polpette di baccalà

Difficoltà ✖✖✖
Tempo 🕐🕐🕐🕐
Costo 💰💰

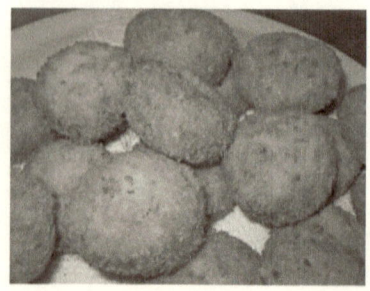

Ingredienti :
- 100 grammi di baccalà
- 150 grammi di patate
- 20 grammi di burro
- 30 grammi di prosciutto cotto
- 30 grammi di pane grattugiato
- 4 cucchiai di olio
- 3 cucchiai di latte
- 2 uova
- 1 cucchiaio di farina 00

Preparazione :

Fate lessare le patate, tagliatele a pezzetti e poi mettetele in una ciotola; aggiungete il burro ed il latte con una forchetta di legno amalgamate il tutto. In un altro recipiente fate cuocere con il burro il baccalà ed il prosciutto cotto entrambi tagliuzzati. Ora amalgamate il tutto aggiungendo un tuorlo d'uovo. Fate con le mani delle piccole polpette. Passatele nell'uovo battuto e poi nel pane grattato: fate rosolare bene a temperatura non troppo alta nell'olio e servite a tavola su carta oleata come antipasto caldo.

Prosciutto e melone

Difficoltà 🛠
Tempo 🕐
Costo 💰 💰

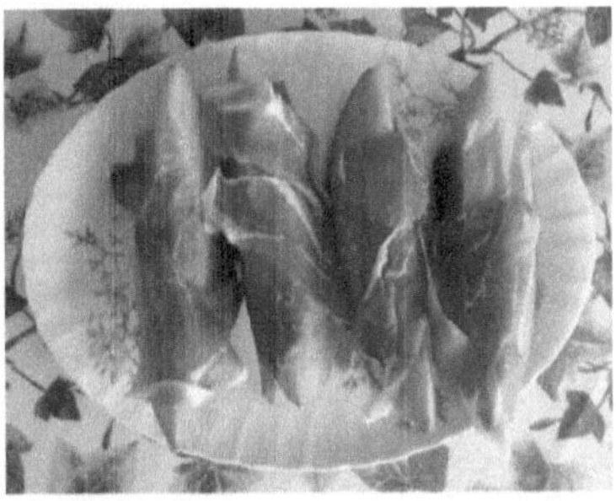

Ingredienti :

- Prosciutto e melone !!!

Preparazione :

Questo è un semplicissimo antipasto estivo; tagliate il melone in piccole fette possibilmente tutte della stessa grandezza, arrotolate intorno ad ogni fetta di melone una fettina di prosciutto crudo e fissate il tutto con uno stuzzicadenti, mettete un'ora in frigo prima di portare in tavola.

Rustici ripieni

Difficoltà ⚒⚒⚒
Tempo 🕐🕐🕐
Costo 💰💰

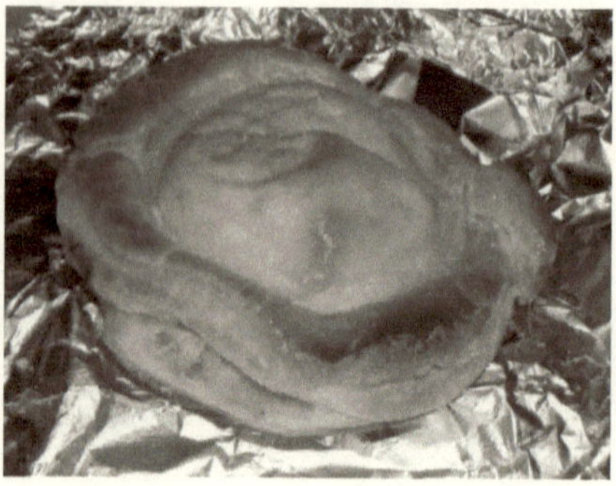

Ingredienti :

- 150 grammi di pasta sfoglia
- 50 grammi di formaggio
- 2 wurstel
- 8 alici sott'olio

Preparazione :

Con l'aiuto di un bicchiere ricavate un paio di dozzine di dischetti di pasta sfoglia, metteteli su una carta da forno e riempite ogni dischetto con pezzetti di formaggio a vostro piacere, altri con pezzetti di wurstel altri con le acciughe. Rialzate con le mani i bordi esterni, mettete in forno e quando li vedrete ben coloriti portateli in tavola.

Sauté di vongole

Difficoltà ✗✗✗✗
Tempo 🕐🕐🕐
Costo 💰💰💰

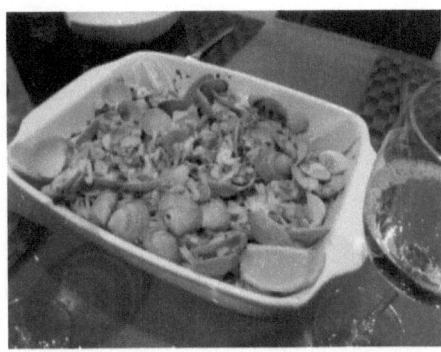

Ingredienti :
- 800 grammi di vongole veraci
- 4 cucchiai di olio
- 4 spicchi di aglio
- Mezzo bicchiere di vino bianco

Preparazione :

Prendete una padella piuttosto capiente versate quattro cucchiai d'olio d'oliva un pezzetto di peperoncino e quattro spicchi d'aglio poi mettete sul fuoco a fiamma bassa. Dopo qualche minuto mettete in pentola un chilo e mezzo di vongole veraci ben pulite e spurgate della sabbia; coprite con un coperchio, in pochi minuti vedrete che le vongole si apriranno tutte, a questo punto versate mezzo bicchiere di vino bianco e lasciate cuocere ancora un po' con il coperchio mezzo aperto, a fine cottura una minima spolverata di prezzemolo prima di servire in tavola.

Spiedini affumicati

Difficoltà 🛠
Tempo 🕐
Costo 💰 💰

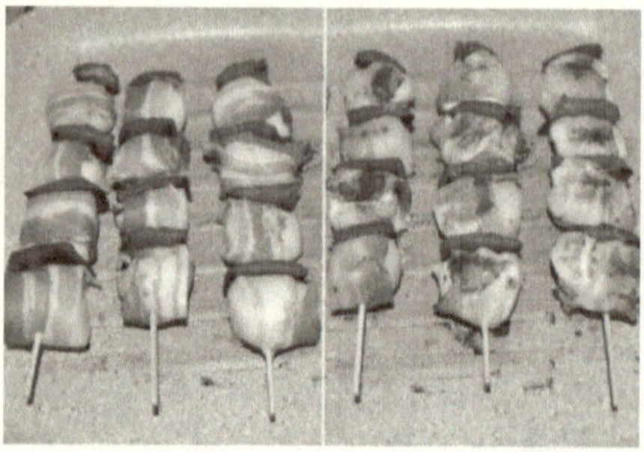

Ingredienti :

- 1 etto di ciliegine di scamorza affumicata
- 1 etto di bacon

Preparazione :

Questo è un antipasto che potrete servire sia caldo che freddo; la sua estrema semplicità non è a discapito della qualità e l'effetto della portata. Prendete otto spiedini di legno, avvolgete bene le ciliegine di mozzarella affumicata con il bacon e infilatene quatto o cinque per ogni spiedino. Potete servire direttamente in tavola freddo o se preferite potete mettere due minuti al forno per far sciogliere la scamorza ed il grasso del bacon, sicuramente la cottura renderà la portata più pesante; sicuramente servire gli spiedini su fette di pane casareccio abbrustolito valorizzerebbe la portata.

Spiedini di terra

Difficoltà ✗
Tempo 🕐
Costo 💰 💰

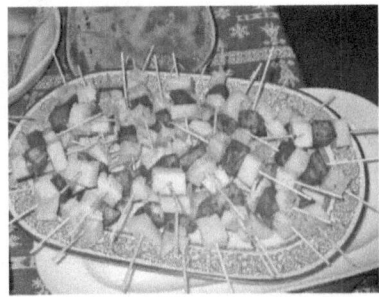

Ingredienti :
- 1 etto di ciliegine di mozzarella
- 1 etto di bacon prosciutto crudo
- 50 grammi di ciauscolo
- 4 sottilette
- 4 wurstel

Preparazione :

Se avete ospiti all'improvviso questo è sicuramente l'antipasto più veloce e sostanzioso che potete fare. Prendete i ciauscolo e fate con le mani delle piccole polpettine, tagliate in quattro parti le sottilette. Prendete ora un grosso stecchino di legno, infilatevi alternandoli gli alimenti fino a riempire circa metà dello spiedino; mettete una fetta di pane casareccio sul piatto e posatevi sopra lo spiedino.

I primi

Arancini di riso

Difficoltà ⚒⚒⚒
Tempo ⏲⏲⏲
Costo 💰💰

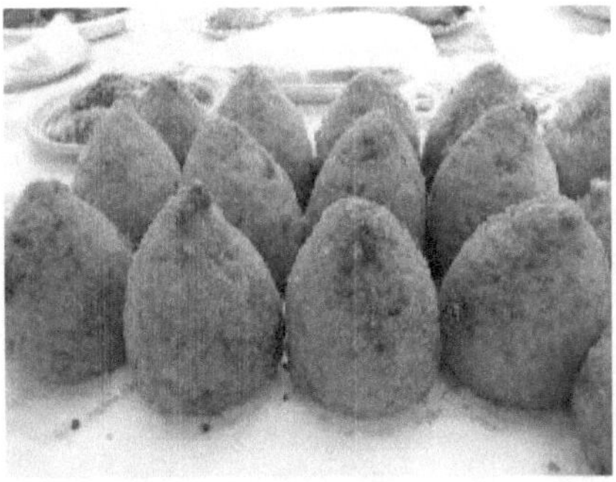

Ingredienti :

- 150 grami di riso
- 20 grammi di burro
- 1 uovo
- 50 grammi di parmigiano
- 125 grammi di mozzarella
- 50 grammi di prosciutto

Preparazione :

Fate bollire con pochissima acqua 150 grammi di riso, a fine cottura aggiungete 30 grammi di burro e un pizzico di zafferano, tolto fuoco aggiungete un uovo sbattuto e 50 grammi di parmigiano; fate raffreddare bene e poi con le mani dividete il composto in quattro parti alle quali darete la forma di un "arancino", create un buco all'interno del quale introdurrete un pezzetto di mozzarella e del prosciutto cotto, tappate bene il tutto e passate l'arancino prima nell'uovo sbattuto e poi nel pane grattato, fate friggere in abbondante olio e mangiateli caldissimi.

Calzone alla napoletana

Difficoltà ✵✵✵
Tempo ⏱⏱⏱
Costo 💰💰

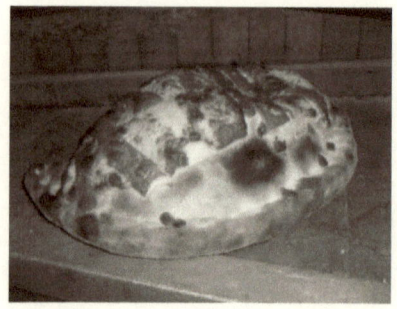

Ingredienti :

- 200 grami di farina
- 7 grammi di lievito di birra
- 125 grammi di mozzarella
- 100 grammi di prosciutto
- 1 uovo
- olio qb

Preparazione :

Mettete su un ripiano la farina aggiungete il lievito sciolto con un goccio d'acqua ed un pizzico di sale, aggiungendo lentamente mezzo bicchiere d'acqua impastate con le mani e formate una palla. Mettete la pasta a riposare per 2 ore , poi cominciate a lavorare fino a formare due pizze dello spessore che preferite, mettete al centro la mozzarella a cubetti il prosciutto crudo o cotto a seconda di quello che preferite e l'uovo sbattuto; richiudete a mezzaluna sigillate bene con le mani e mettete al forno alla massima temperatura per 10 minuti.

Cannelloni ricotta e salsiccia

Difficoltà ✗✗✗
Tempo ☺☺☺
Costo 💰💰💰

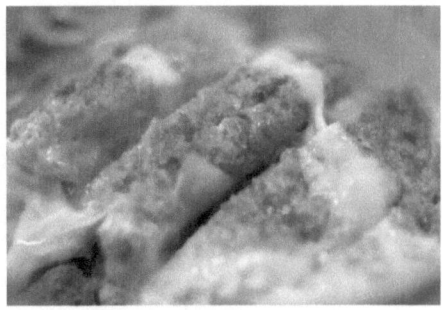

Ingredienti :
- 6 cannelloni
- 2 salsicce
- 300 grammi di ricotta
- 1 uovo
- 30 grammi di burro
- 1 limone
- 100 grammi di besciamella
- 30 grammi di parmigiano

Preparazione :

Amalgamate la ricotta con la salsiccia, la scorza di limone, il pepe, l'uovo ed il parmigiano grattugiato; con l'impasto ottenuto riempite i cannelloni, disponeteli in una pirofila imburrata, ricoprite con la besciamella, spolverate con parmigiano grattugiato e fiocchi di burro e mettete in forno.

Fettuccine al ragù

Difficoltà ✖✖✖✖
Tempo ⏲⏲⏲⏲
Costo 💰💰💰💰

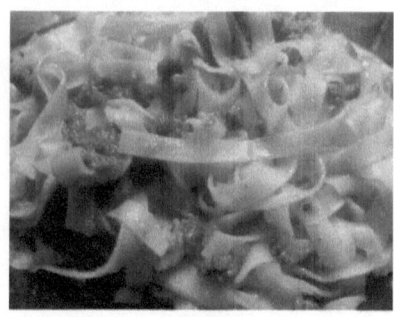

Ingredienti :
- 3 etti di vitellone macinato
- 1 bicchiere di vino rosso
- 3 cucchiai d'olio
- 1 carota
- 1 costa di sedano

Preparazione :

Fate rosolare a fuoco bassissimo un trito di sedano e carote con due cucchiai di olio e una noce abbondante di burro, aggiungete mano a mano che si asciuga del vin0rosso, quando vedete che il composto diventa morbido aggiungete tre etti di macinato di vitellone, versate mezzo bicchiere di vino rosso mettete il coperchio e fate cuocere a fuoco molto basso per tre ore, aggiungendo se necessario del vino rosso, a fine cottura regolate il sale a vostro piacimento e condite le fettuccine (mi raccomando di pasta fresca).

Gnocchi al gorgonzola

Difficoltà ✵✵✵✵
Tempo 🕐🕐🕐🕐
Costo 💰💰

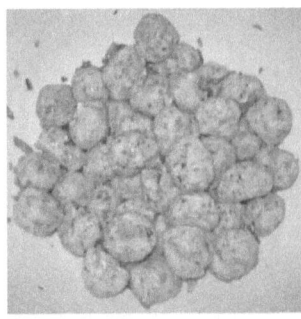

Ingredienti :
- mezzo chilo di patate
- farina
- 1 etto di gorgonzola
- 30 grammi di parmigiano
- 20 grammi di burro

Preparazione :

Fate bollire le patate, sbriciolatele con una forchetta ed inglobate la farina; con le mani fate dei cilindretti che poi taglierete con il coltello per creare gli gnocchi, versateli nell'acqua salata bollente ed appena vengono a galla scolateli, conditeli mentre sono ancora caldissimi con il burro, il gorgonzola ed il parmigiano e portateli in tavola.

La pasta alla Gricia

Difficoltà ✖✖✖✖
Tempo ⏲⏲⏲
Costo 💰💰

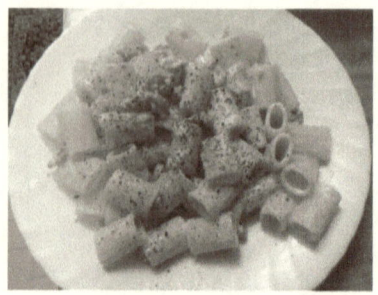

Ingredienti :
- 1 etto di guanciale
- mezzo bicchiere di vino bianco
- 2 etti di pasta
- 50 grammi di parmigiano

Preparazione :

Fate rosolare a fuoco bassissimo il guanciale tagliato sottilissimo con un cucchiaio di olio d'oliva e mezzo bicchiere di vino bianco, aggiungete del pepe nero senza parsimonia e lasciate il coperchio un pochino aperto per far evaporare il vino, se necessario aggiungete altro vino; quando vedete che il guanciale è ben cotto versate la pasta nel tegame, aggiungete una ricca manciata di parmigiano e mantecate con un cucchiaio di legno, versate qualche cucchiaio di acqua della cottura della pasta per creare una cremina che amalgama la pasta.

Mezze maniche al tonno

Difficoltà ✴✴
Tempo 🕐🕐
Costo 💰💰

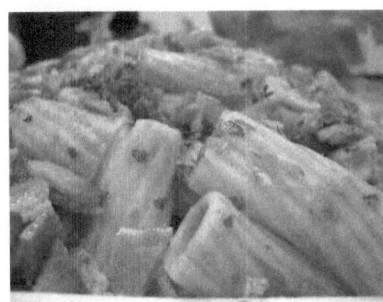

Ingredienti :
- 2 spicchi di aglio
- 250 grammi di tonno
- 2 etti di pasta

Preparazione :

Fate scaldare senza bruciarli due spicchi d'aglio, aggiungete quattro filetti di acciuga e sminuzzateli con una spatola di legno, versate ora 250 grammi di tonno sottolio scolato e sminuzzate anche questo, fate cuocere per dieci minuti a fuoco medio; togliete l'aglio e versate la pasta al dente in padella, mantecate per un minuto e servite in tavola.

Minestra di ricotta

Difficoltà ✖✖✖✖
Tempo ⏱⏱⏱
Costo 💰💰

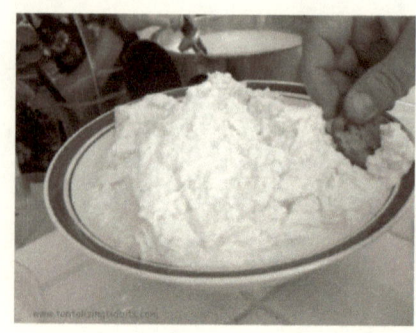

Ingredienti :
- 2 etti di ricotta
- 2 uova
- 30 grammi di parmigiano
- mezzo litro di brodo di carne

Preparazione :

Mischiate bene la ricotta con due uova intere, aggiungete il parmigiano e mettete il tutto in un piatto in modo da formare uno strato alto circa un centimetro , mettetelo su una pentola con l'acqua, coprite e fate cuocere a bagnomaria; quando è ben solidificato tagliatelo a dadini e versatelo nel brodo bollente.

Orecchiette broccoli e salsiccia

Difficoltà ⚒⚒⚒⚒
Tempo 🕐🕐🕐
Costo 💰💰

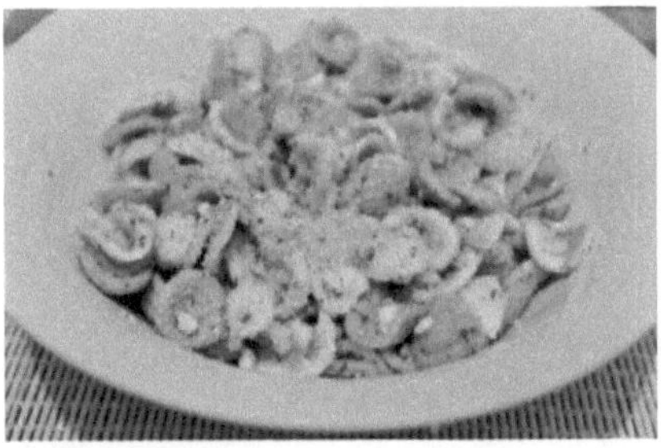

Ingredienti :

- 300 grammi di broccoli
- 2 salsicce
- mezzo bicchiere di vino bianco
- olio e pepe

Preparazione :

I broccoli hanno un contenuto limitato di nichel e pertanto sono consentiti in dosi modeste e saltuariamente. Premesso questo andiamo a comprare 300 grammi di broccoli, puliamoli bene e lasciamoli nell'acqua. Prendete ora due salsicce macinate, togliete la pelle e sbriciolatele in una padella ,aggiungete un filo d'olio ed un goccio di vino bianco, fate cuocere a fiamma bassa, quando vedete che la salsiccia prende colore aggiungete i broccoli non troppo scolati e continuate la cottura a fiamma bassa; fate bollire le orecchiette e scolatele al dente nella pentola per continuare la cottura, cospargete di pepe nero prima di servire.

Paccheri con calamari

Difficoltà ✘✘✘✘
Tempo ⏰⏰⏰⏰
Costo 💰💰💰💰

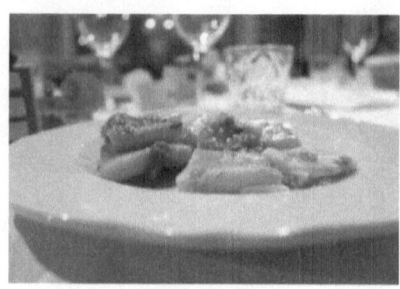

Ingredienti :
- 2 etti di paccheri
- 3 etti di calamari
- 2 spicchi di aglio
- 4 cucchiai di olio
- un bicchiere di vino bianco

Preparazione :

Tagliate un paio di calamari in modo di fare degli anelli di circa mezzo centimetro, fate scaldare quattro cucchiai d'olio in padella con due spicchi d'aglio ed un solo pomodorino pachino (mi raccomando uno e piccolo) aggiungete lentamente del vino bianco e fate cuocere per mezz'ora a fuoco medio; scolate grossolanamente i paccheri molto al dente e versateli in padella per terminare la cottura.

Pasta al forno

Difficoltà ✖✖✖
Tempo ⏱⏱⏱
Costo 💰💰

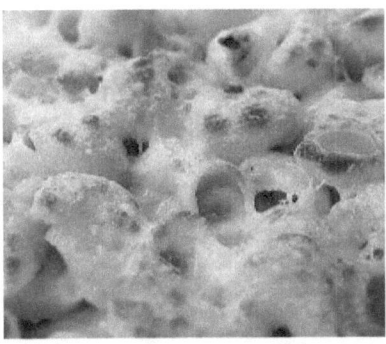

Ingredienti :
- 150 grammi di mezze maniche
- 2 uova
- 125 grammi di mozzarella
- 250 grammi di besciamella
- 1 etto di prosciutto cotto
- 50 grammi di parmigiano grattato

Preparazione :

Fate bollire la pasta scolatela al dente e mettetela in una terrina ben capiente, aggiungete le uova sode a pezzetti, la mozzarella a dadini, il prosciutto spezzettato, metà della besciamella ed il parmigiano. Versate il tutto in una teglia di pirex imburrata, spianate bene il tutto e metteteci ora la besciamella rimasta, se il vostro colesterolo ve lo consente qualche fiocco di burro sarebbe il giusto complemento. Mettete 20 minuti al forno alla massima potenza e poi 5 minuti in funzione grill.

Penne ai quattro formaggi

Difficoltà ✖✖
Tempo 🕐🕐
Costo 💰💰

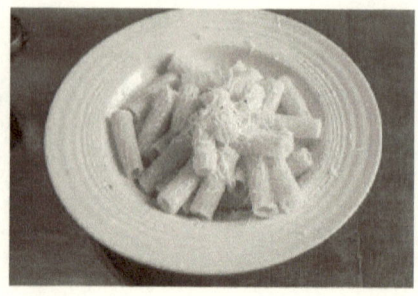

Ingredienti :
- 20 grammi di burro
- 1 etto di formaggio morbido
- 30 grammi di parmigiano

Preparazione :

Mettete in una grossa ciotola 30 grammi di burro e due cucchiai di panna da cucina; aggiungete a vostro piacere dei formaggi, a patto che siano adatti, cioè devono sciogliersi con il calore, tagliateli in piccoli pezzetti in modo tale che possano sciogliersi in pochi secondi; scolate le penne e versatele caldissime sui formaggi, aggiungete abbondante parmigiano grattato e mescolate subito con una spatola di legno. Mi raccomando mangiate le penne caldissime.

Penne al prosciutto cotto

Difficoltà	⚒⚒⚒⚒
Tempo	🕐🕐🕐🕐
Costo	💰💰💰💰

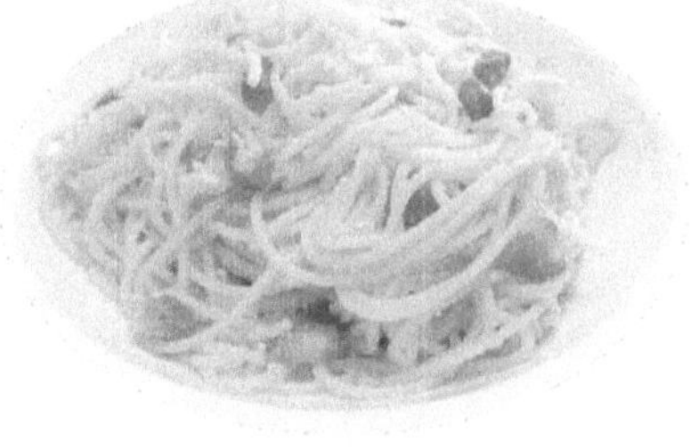

Ingredienti :

- 2 etti di pennette
- 1 etto di prosciutto cotto
- 125 grammi di panna
- 15 grammi di burro

Preparazione :

Fate soffriggere nel burro leggermente a fuoco basso il prosciutto tagliato a dadini, quando avrà preso un minimo di colore spegnete la fiamma e versate la pasta bollente appena scolata nel tegame, aggiungete la panna, rimestate bene il tutto e versate nei piatti.

Penne alla ricotta

Difficoltà ✸✸✸✸
Tempo ⏲⏲
Costo 💰💰

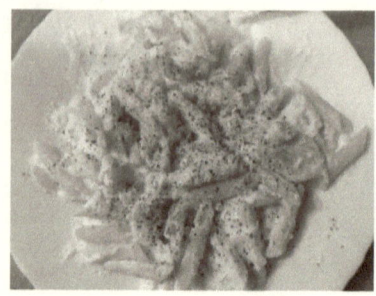

Ingredienti :
- 20 grammi di burro
- 2 etti di ricotta
- 2 etti di pasta
- pepe

Preparazione :

Mettete 30 grammi di burro in una scodella e lasciatelo a temperatura ambiente per parecchio tempo, quando vedete che diventa morbido aggiungete 200 grammi di ricotta, con una forchetta amalgamate il tutto quando l'impasto diventa omogeneo versateci sopra le mezze maniche avendo cura di non scolarle troppo, l'acqua di cottura della pasta è essenziale per la buona riuscita di questo piatto, mischiate bene con una spatola di legno e versate nei piatti. A questo punto cospargete la pasta con abbondante pepe nero.

Penne allo zafferano

Difficoltà �✿✿
Tempo ⏱⏱⏱
Costo 💰💰

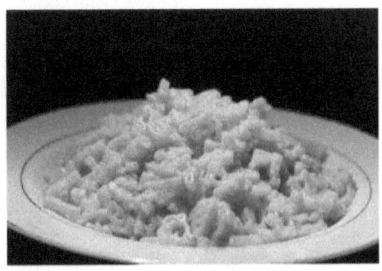

Ingredienti :
- 2 etti di pennette
- 1 etto di ricotta
- 125 grammi di panna
- 20 grammi di burro
- 30 grammi di parmigiano
- sale e pepe

Preparazione :

Mentre la pasta bolle fate stemperare una dozzina di stimmi di zafferano in un piccolo bicchierino con quattro cucchiai d'acqua tiepida; in una terrina mettete il burro a temperatura ambiente con la panna e la ricotta ed amalgamate bene con una cucchiarella di legno; scolate grossolanamente la pasta e versatela sul condimento, aggiungete il bicchierino con l'acqua e lo zafferano, rimestate ancora e poi mettete nei piatti.

Penne con salmone e zafferano

Difficoltà �✗
Tempo ⏱⏱
Costo 💰💰

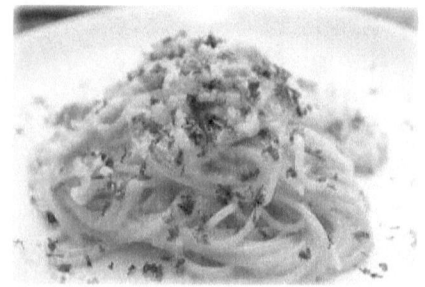

Ingredienti :

- 1 etto di salmone
- 20 grammi di burro
- 12 stimme di zafferano
- 2 cucchiai di panna

Preparazione :

Fate soffriggere in una capiente padella 100 grammi di salmone affumicato tagliato in fettine sottilissime con 30 grammi di burro, nel frattempo sciogliete una dozzina di stimme di zafferano in pochissima acqua e fate bollire le penne in abbondante acqua; scolate la pasta e versatela nella padella , aggiungete l'acqua con lo zafferano e due cucchiai di panna da cucina; amalgamate molto bene a fuoco spento con un cucchiaio di legno e versate nei piatti.

Pennette alla vodka

Difficoltà ⚒⚒⚒
Tempo 🕐🕐🕐
Costo 💰💰

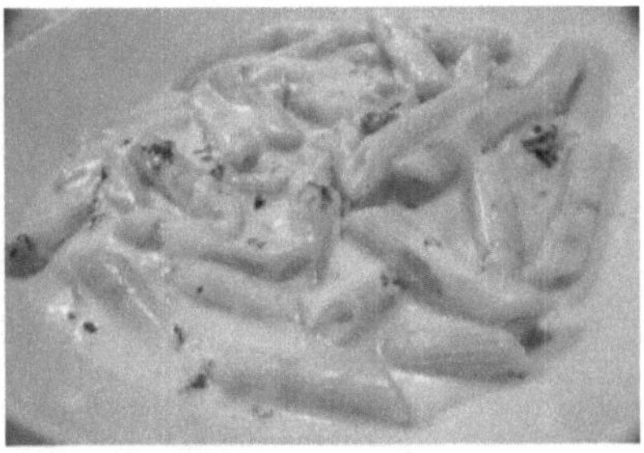

Ingredienti :

- 20 grammi di burro
- mezzo bicchiere di vodka
- 3 cucchiai di panna
- 2 etti di pennette

Preparazione :

Fate sciogliere due belle noci di burro in padella, quando il burro comincia a friggere aggiungete mezzo bicchiere di vodka, alzate la fiamma e quando riprenderà a bollire avvicinate un grosso stecchino di legno acceso (come quelli che si usano per fare gli spiedini), si svilupperà una grande fiammata dovuta all'evaporazione dell'alcool che durerà, a seconda di quanta vodka avete messo, mezzo minuto o più, non appena si spegne la fiamma versate in pentola le pennette al dente e due cucchiai di panna da cucina, aggiungete del pepe e portate in tavola caldissimo.

Pizza ai quattro formaggi

Difficoltà ✖✖✖✖
Tempo ⏲⏲⏲⏲
Costo 💰💰

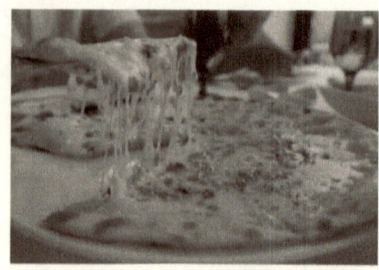

Ingredienti :
- 200 grammi di farina
- 7 grammi di lievito di birra
- 100 grammi di mozzarella
- 100 grammi di fontina
- 100 grammi di gorgonzola
- 100 grammi di provola
- 2 uova
- olio qb

Preparazione :

Mettete su un ripiano la farina aggiungete il lievito sciolto con un goccio d'acqua ed un pizzico di sale, aggiungendo lentamente mezzo bicchiere d'acqua impastate con le mani e formate una palla. Mettete la pasta a riposare per 2 ore , poi cominciatela a lavorare fino a formare due pizze dello spessore che preferite, disponete i formaggi tagliati a pezzetti un cucchiaio d'olio abbondante e mettete in forno per 10 minuti.

Pizza al crostino

Difficoltà ⚒⚒⚒⚒
Tempo 🕐🕐🕐🕐
Costo 💰💰

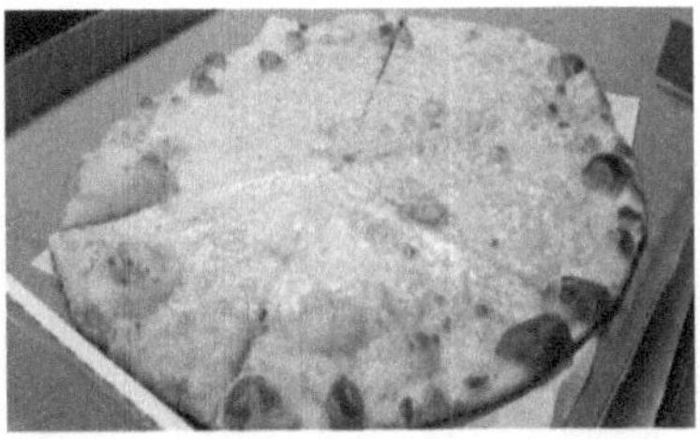

Ingredienti :

- 200 grammi di farina
- 7 grammi di lievito di birra
- 125 grammi di mozzarella
- 100 grammi di prosciutto
- olio qb

Preparazione :

Mettete su un ripiano la farina aggiungete il lievito sciolto con un goccio d'acqua ed un pizzico di sale, aggiungendo lentamente mezzo bicchiere d'acqua impastate con le mani e formate una palla. Mettete la pasta a riposare per 2 ore , poi cominciatela a lavorare fino a formare due pizze dello spessore che preferite, disponete sulla pizza il prosciutto a fette e copritelo con la mozzarella sbriciolata e mettete 10 minuti in forno caldissimo.

Pizza alla capricciosa

Difficoltà ✗✗✗✗
Tempo ⏱⏱⏱⏱
Costo 💰💰💰

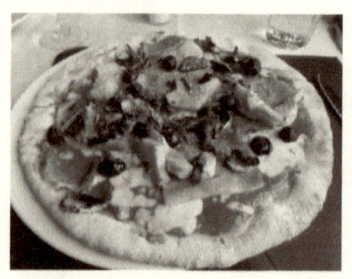

Ingredienti :

- 200 grammi di farina
- 7 grammi di lievito di birra
- 125 grammi di mozzarella
- 100 grammi di prosciutto
- 100 grammi di salame
- 2 uova
- olio qb

Preparazione :

Mettete su un ripiano la farina aggiungete il lievito sciolto con un goccio d'acqua ed un pizzico di sale, aggiungendo lentamente mezzo bicchiere d'acqua impastate con le mani e formate una palla. Mettete la pasta a riposare per 2 ore , poi la comincerete a lavorare fino a formare due pizze dello spessore che preferite, disponete sulla pizza la mozzarella tagliuzzata il prosciutto il salame e l'uovo sodo a fettine, un cucchiaio d'olio abbondane e mettete in forno per 10 minuti.

Pizza alla carbonara

Difficoltà ✖✖✖✖
Tempo ⏲⏲⏲⏲
Costo 💰💰

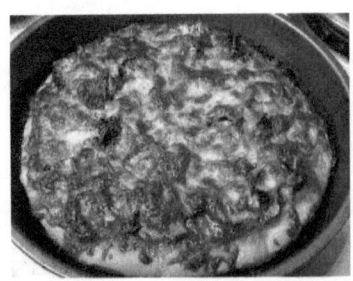

Ingredienti :
- 200 grammi di farina
- 7 grammi di lievito di birra
- 125 grammi di mozzarella
- 100 grammi di pancetta
- 2 uova
- olio qb

Preparazione :

Mettete su un ripiano la farina aggiungete il lievito sciolto con un goccio d'acqua ed un pizzico di sale, versate lentamente mezzo bicchiere d'acqua impastate con le mani e formate una palla. Mettete la pasta a riposare per 2 ore , poi cominciatela a lavorare fino a formare due pizze dello spessore che preferite, disponete sulla pizza la mozzarella tagliuzzata e la pancetta,mettete un uovo sgusciato al centro, un cucchiaio d'olio abbondane e mettete in forno per 10 minuti.

Ravioli con la ricotta

Difficoltà ⚒⚒⚒⚒
Tempo 🕐🕐🕐🕐
Costo 💰💰💰

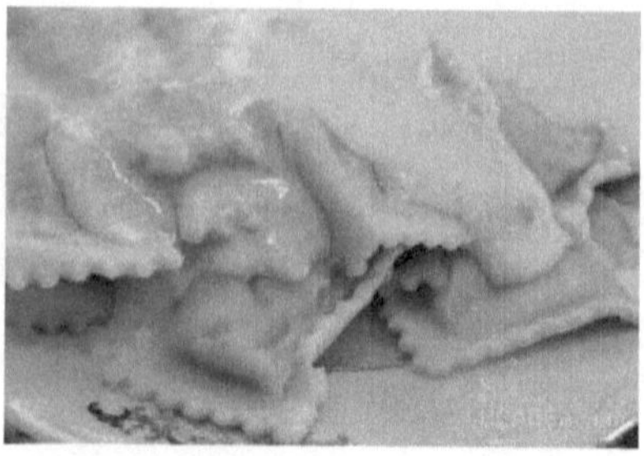

Ingredienti :

- 200 grammi di pasta
- 2 uova
- 200 grammi di ricotta
- 100 grammi di parmigiano grattato
- sale, noce

Preparazione :

Con l'aiuto di un bicchiere ricavate dei tondi di pasta e teneteli da parte, ora stemperate in una terrina la ricotta con un paio di cucchiai di acqua calda inglobateci con una forchetta l'uovo il parmigiano, un pizzico di sale ed una grattatina di noce moscata ; mettete un cucchiaio di questo preparato al centro dei dischetti, richiuda teli a semiluna, serrate bene i bordi con una forchetta e metteteli a bollire in acqua salata. Sarà sufficiente condirli con burro e parmigiano

Rigatoni al limone

Difficoltà 🛠🛠
Tempo 🕐🕐
Costo 💰💰

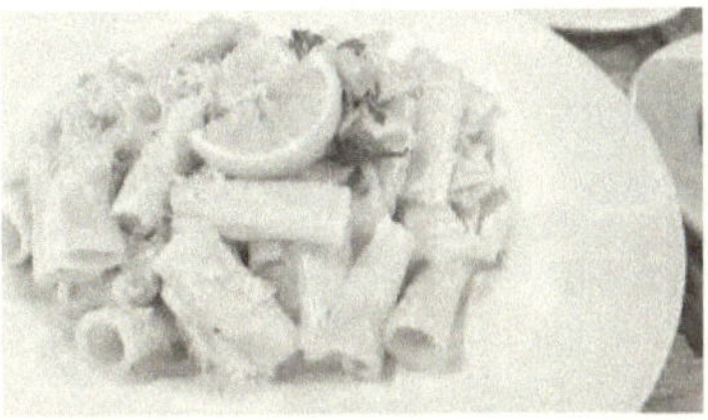

Ingredienti :

- 2 etti di tagliolini
- 4 cucchiai di panna
- 2 limoni

Preparazione :

Scaldate in una capiente padella 30 grammi di burro e due cucchiai di olio extravergine d'oliva, grattate solo la buccia di due limoni, a fuoco spento amalgamate il tutto con un cucchiaio di legno, scolate, ma non troppo, i tagliolini e versateli caldissimi sull'impasto che avete preparato, mescolate bene e serviteli subito a tavola.

Rigatoni salsiccia e panna

Difficoltà ✹✹
Tempo ◐◐
Costo 💰💰

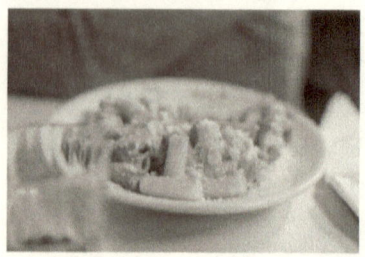

Ingredienti :

- 2 salsicce macinate
- 200 grammi di rigatoni
- 200 ml di panna
- mezzo bicchiere di vino bianco
- pepe

Preparazione :

Tagliate a pezzetti le salsicce e fatele cuocere nel vino in modo tale da far uscire il grasso e continuate poi la cottura a fuco basso nel grasso che hanno formato; scolate al dente i rigatoni o altra pasta di vostro gradimento che sia in grado di far entrare ed inglobare i pezzetti di salsiccia e versatela nella padella con la salsiccia e fate continuare la cottura per un minuto poi aggiungete la panna, rimestate bene il tutto con un mestolo di legno e servita in tavola non dimenticando una bella passata di pepe nero.

Riso al latte

Difficoltà ✖✖✖
Tempo 🕐🕐🕐
Costo 💰💰

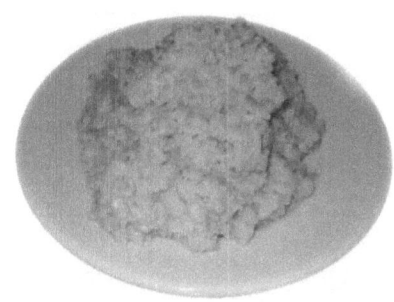

Ingredienti :
- 160 grammi di riso
- mezzo litro di latte
- 1 uovo
- 30 grammi di parmigiano

Preparazione :

Mettete a bollire mezzo bicchiere di latte con mezzo bicchiere d'acqua, aggiungete il riso e fate cuocere aggiungendo mano a mano il restante latte in modo da ottenere un riso molto cremoso, a fine cottura aggiungete il tuorlo dell'uovo, mescolate bene aggiungete il parmigiano e versate nei piatti.

Riso al vitello

Difficoltà ✹✹✹
Tempo ⏰⏰⏰⏰
Costo 💰💰

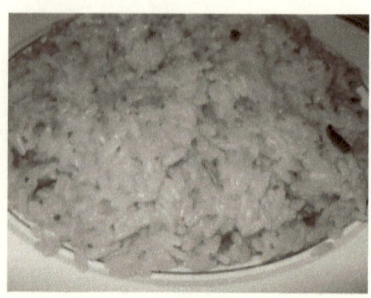

Ingredienti :
- 3 etti di magro di vitella
- 160 grammi di riso
- 1 mela
- 1 cucchiaio di farina
- 2 bicchieri di brodo
- mezzo limone
- 20 grammi di burro

Preparazione :

Fate rosolare una mela tagliata a fettine sottili nel burro, aggiungete la carne tagliata a pezzettini e fate rosolare, versate lentamente la farine e fate cuocere per un ora e mezzo ed a fine cottura aggiungete anche il succo del limone. Nel frattempo fate bollire il riso, scolatelo e passatelo sotto l'acqua corrente per eliminare l'amido quindi passatelo per qualche minuto al forno caldissimo. Disponete il riso nei piatti facendo come un cratere al centro, versatevi il preparato con la carne e la sua salsina e portate in tavola.

Risotto affumicato

Difficoltà ✖✖✖
Tempo ⏲⏲⏲⏲
Costo 💰💰💰

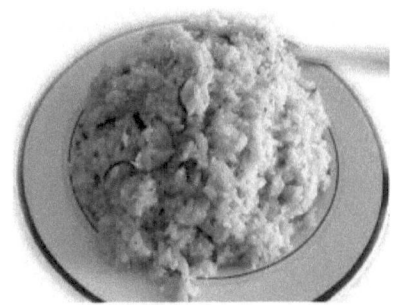

Ingredienti :
- 160 grammi di riso arborio
- 20 grammi di burro
- 125 grammi di panna
- mezzo dado
- 1 etto di salmone affumicato
- 1 etto di provola affumicata
- 1 bicchiere di spumante secco

Preparazione :

Fate scaldare in un contenitore di pirex il burro e mettetevi il riso a soffriggere con il salmone a pezzetti, aggiungete lentamente il brodo bollente e lo spumante mescolando continuamente , quando il risotto ha raggiunto la giusta cottura spegnete il fuoco ed aggiungete la provola affumicata a pezzetti e la panna mescolate molto bene in pentola, sempre a fuoco spento, quindi versate nei piatti.

Risotto al castelmagno

Difficoltà ✖✖✖✖
Tempo ⏱⏱⏱⏱
Costo 💰💰💰💰

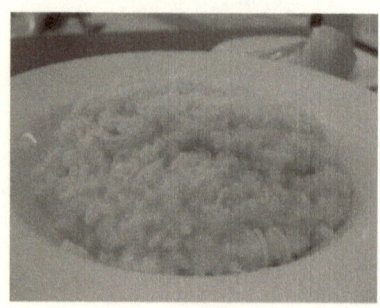

Ingredienti :
- 160 grammi di riso arborio
- 20 grammi di burro
- mezzo dado
- 1 etto di castelmagno
- 50 grammi di parmigiano grattugiato

Preparazione :

Fate scaldare in un contenitore di pirex il burro e mettetevi il riso a soffriggere, aggiungete lentamente il brodo bollente mescolando continuamente (non fate il brodo troppo concentrato) a fine cottura il risotto deve risultare un po' sciapo poiché il castelmagno è abbastanza saporito; quando il risotto ha raggiunto la giusta cottura spegnete il fuoco ed aggiungete il castelmagno a pezzetti ed il parmigiano grattugiato, mescolate molto bene in pentola e poi versate nei piatti.

Risotto all'arancia

Difficoltà ⚒⚒⚒
Tempo 🕐🕐🕐
Costo 💰💰

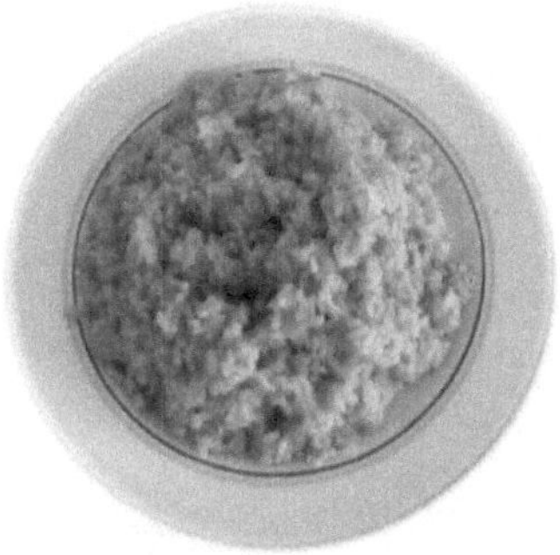

Ingredienti :

- 160 grammi di riso arborio
- 15 grammi di scorza d'arancia
- 1 arancia spremuta
- 1 bicchierino di cognac
- mezzo dado

Preparazione :

Fate scaldare in un contenitore di pirex il burro e mettetevi il riso a soffriggere con il cognac, aggiungete lentamente il brodo bollente mescolando continuamente , quando il risotto ha raggiunto la giusta cottura spegnete il fuoco ed aggiungete la scorza d'arancia ed il succo mescolate molto bene in pentola, sempre a fuoco spento, quindi versate nei piatti.

Risotto alla birra

Difficoltà ����
Tempo 🕐🕐🕐🕐
Costo 💰💰💰

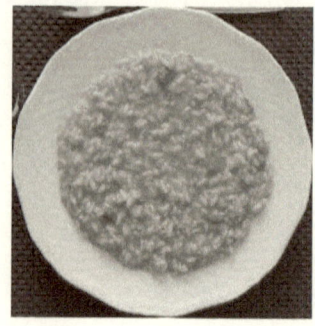

Ingredienti :
- 160 grammi di riso arborio
- 20 grammi di burro
- 125 grammi di panna
- mezzo dado
- 50 grammi di Emmental
- 1 bottiglia di birra scura

Preparazione :

Fate scaldare in un contenitore di pirex il burro e mettetevi il riso a soffriggere, aggiungete lentamente il brodo bollente e la birra mescolando continuamente , quando il risotto ha raggiunto la giusta cottura spegnete il fuoco ed aggiungete la panna e l'emmenthal grattugiato mescolate molto bene in pentola, sempre a fuoco spento, quindi versate nei piatti.

Risotto alla milanese

Difficoltà ✘✘✘✘
Tempo ◐◐◐◐
Costo 💰💰

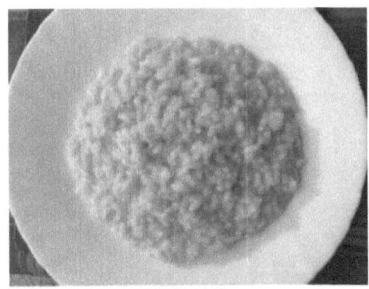

Ingredienti :
- 160 grammi di riso arborio
- 20 grammi di burro
- mezzo litro di brodo
- 15 stimme di zafferano o 1 bustina

Preparazione :

Fate rosolare 30 grammi di burro in un pentolino di pirex, appena è tutto sciolto aggiungete 160 grammi di riso arborio, rimestate con un cucchiaio di legno in modo tale che non si attacchi al pentolino(è sempre consigliabile mettere uno spezza fiamma sotto i contenitori in pirex). Appena prende colore aggiungete qualche cucchiaio di brodo in modo tale da mantenere una certa densità, non deve bollire, ma nemmeno bruciare ed attaccarsi alla pentola; continuate così fino a cottura, circa 20 minuti. A fine cottura aggiungete una bustina di zafferano, un pezzettino di burro e del parmigiano grattato, mantecate sul fornello rimestando con il cucchiaio di legno per un minuto a fuoco spento e servite ben caldo in tavola.

Risotto alla salsiccia

Difficoltà ⚒⚒
Tempo 🕒🕒
Costo 💰💰

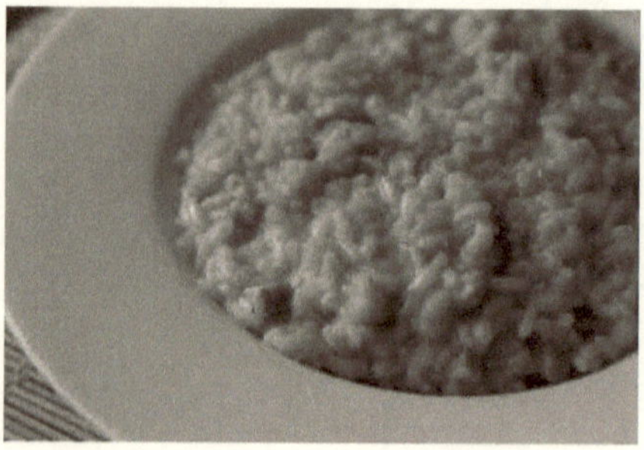

Ingredienti :

- 160 grammi di riso arborio
- 1 salsiccia
- 1 bicchiere di vino bianco
- pepe

Preparazione :

Tagliate a pezzetti le salsicce e fatele cuocere nel vino in modo tale da far uscire il grasso versate ora il riso e fate cuocere nel grasso che si è creato a fiamma bassissima aggiungendo continuamente dell'acqua per evitare che si incolli alla pareti della pentola, circa 20 minuti per la cottura, assaggiate e regolate se necessario la salatura; aggiungete del pepe e portate in tavola.

Risotto di mare

Difficoltà ✯✯✯✯
Tempo ⏱⏱⏱⏱⏱
Costo 💰💰💰💰

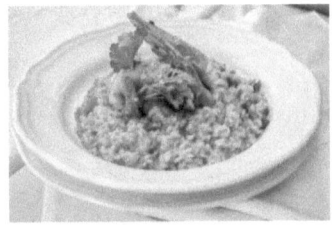

Ingredienti :
- 160 grammi di riso arborio
- 3 etti di vongole veraci
- 3 etti di cozze
- 2 etti di calamari
- 2 etti di gamberetti
- ½ dado di pesce
- ½ bicchiere di vino bianco
- 2 cucchiai di olio
- 1 spicchio di aglio

Preparazione :

Dopo averle ben sciacquate, mettete le vongole e le cozze in una pentola, mettete un coperchio ed accendete il fuoco; non appena si saranno aperte spegnete il fuoco e lasciatele nella pentola coperta. Prendete ora una pentola ben capiente e mettetevi l'olio, non appena comincia a friggere versatevi i calamari tagliati a pezzetti abbassate la fiamma e coprite con un coperchio; fate cuocere per dieci minuti aggiungendo se necessario un pò di vino, aggiungete ora i gamberetti sgusciati e proseguite la cottura per altri cinque minuti; a questo punto versate il riso ed il dado, rimestate con un cucchiaio di legno e mano a mano che si asciuga versate il vino residuo. Dopo 10 minuti di cottura aggiungete al riso le vongole e le cozze che avevate messo da parte con il loro liquido di cottura, fate proseguire la cottura per altri 10 minuti sempre aggiungendo dell'acqua quando necessario e portate in tavola.

Risotto nero

Difficoltà ✵✵✵✵
Tempo ⏱⏱⏱⏱
Costo 💰💰💰💰

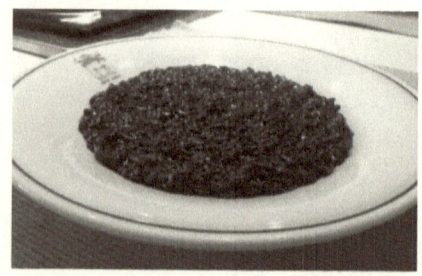

Ingredienti :
- 160 grammi di riso arborio
- 200 grammi di seppie
- 20 grammi di burro
- 2 cucchiai di olio
- 1 spicchio di aglio
- ½ dado
- ½ bicchiere di vino bianco

Preparazione :

Pulite le seppie, mettete da parte le vescichette con il nero, tagliate le seppie a listarelle e mettetele a soffriggere con l'aglio e l'olio, aggiungete il vino e fate cuocere senza coperchio, non appena il vino srà evaporato versate un pochino di brodo, mettete il coperchio e fate cuocere per un'oretta; a questo punto versate in pentola il riso ed il nero delle seppie che avete tenuto da parte, fate cuocere aggiungendo ogni tanto dell' acqua bollente ed a fine cottura aggiungerete il burro prima di mettere nei piatti.

Spaghetto aglio olio e peperoncino

Difficoltà
Tempo
Costo

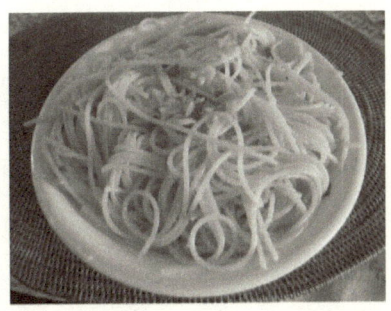

Ingredienti :
- 2 etti di spaghetti
- 4 cucchiai di olio
- 4 spicchi di aglio
- 2 cucchiai di pane grattato

Preparazione :

Versate abbondante olio extravergine d'oliva in una padella, aggiungete quattro spicchi d'aglio e fate friggere a fiamma bassa fin quando non vedete che l'aglio diventa colorato, versate ora in padella gli spaghetti scolati, ma non troppo, e cospargete con due cucchiai di pane grattato; mantecate in padella girando con un mestolo di legno e facendo attenzione a che non asciughino troppo. Potete aggiungere qualche cucchiaio di acqua della cottura della pasta per mantenere la giusta consistenza.

Spaghetti al provolone

Difficoltà ⚒⚒⚒
Tempo 🕐🕐
Costo 💰💰

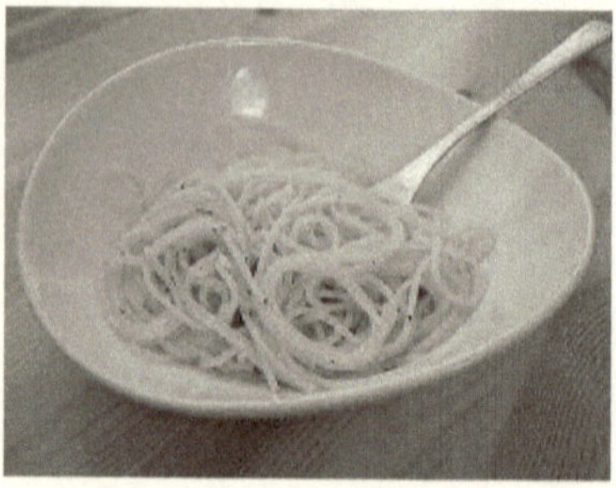

Ingredienti :

- 2 etti di pennette
- 1 etto di provolone
- 125 grammi di panna
- 30 grammi di burro
- mezzo cucchiaio di farina
- sale e pepe

Preparazione :

Fate scioglie a fuoco molto basso il burro, aggiungete la farina e la panna, quando si saranno amalgamati aggiungete il provolone tagliato a pezzetti, salate leggermente aggiungete del pepe , scolate le pennette e versatevi sopra il condimento mentre sono ancora calde, rimestate molto bene e servite nei piatti possibilmente caldi per mantenere la giusta fluidità.

Spaghetti alla bottarga

Difficoltà ✸✸
Tempo ⏱⏱
Costo 💰 💰 💰 💰

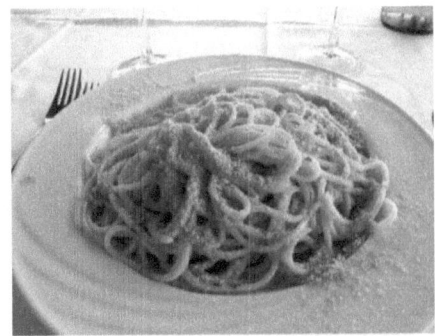

Ingredienti :

- 2 etti di spaghetti
- 100 grammi di bottarga
- 2 spicchi di aglio
- 2 cucchiai di olio extravergine di oliva

Preparazione :

Fate soffriggere a fuoco molto basso l'aglio in modo che non bruci; scolate la pasta al dente, mettetela in padella a fuoco spento, aggiungete la bottarga e mantecate bene aggiungendo qualche cucchiaio dell'acqua della cottura .

Spaghetti alla carbonara

Difficoltà ✖✖✖✖
Tempo 🕐🕐🕐
Costo 💰💰

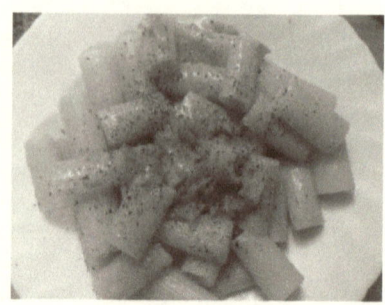

Ingredienti :

- 1 etto di guanciale
- 1 cucchiaio di olio
- ½ bicchiere di vino bianco
- 2 uova
- 30 grammi di parmigiano

Preparazione :

Fare soffriggere a fuoco bassissimo cento grammi di guanciale con un cucchiaio di olio d'oliva e mezzo bicchiere di vino bianco secco, il grasso del guanciale deve quasi squagliarsi con il calore lentissimo, mentre bolle la pasta e cuoce il guanciale separate l'albume dal tuorlo, mettete da parte il rosso e sbattete l'albume con una frusta apposita, non usate la forchetta o similari, per avere una buona riuscita serve la frusta che fa gonfiare il bianco dell'uovo incamerando l'aria e lo rende più soffice. A fuoco spento versate gli spaghetti in pentola, aggiungete il tuorlo, l'albume sbattuto, il parmigiano ed il pepe rimestate bene per amalgamare il tutto e versate nei piatti.

Spaghetti alle vongole

Difficoltà ✖✖✖✖
Tempo ⏱⏱⏱
Costo 💰💰💰💰

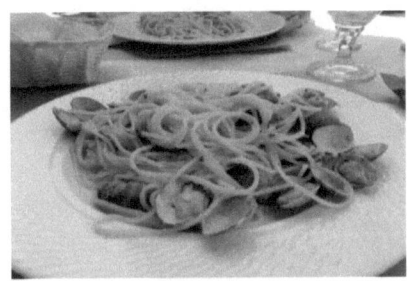

Ingredienti :
- ½ chilo di vongole veraci
- 3 cucchiai di olio
- 1 spicchio di aglio
- ½ bicchiere di vino bianco
- 2 etti di spaghetti

Preparazione :

Lavate accuratamente mezzo chilo di vongole veraci, fatele spurgare per un'ora in acqua e sale e poi versatele in un'ampia padella con tre cucchiai di olio d'oliva, uno spicchio d'aglio e mezzo bicchiere di vino bianco secco, alzate la fiamma coprite con un coperchio ed aspettate pochi minuti per vederle tutte aperte, a questo punto abbassate la fiamma e fate cuocere per 4 minuti; versate ora gli spaghetti molto al dente nella padella e mantecate il tutto con un mestolo di legno, fate terminare la cottura degli spaghetti nella padella aggiungendo ogni tanto una cucchiaiata dell'acqua della pasta per ottenere una salsina cremosa. Cospargete con prezzemolo tritato, levate l'aglio per evitare che qualcuno possa masticarlo e portate in tavola.

Tagliolini alla spigola

Difficoltà ⚒⚒⚒⚒
Tempo 🕐🕐🕐🕐
Costo 💰💰💰💰

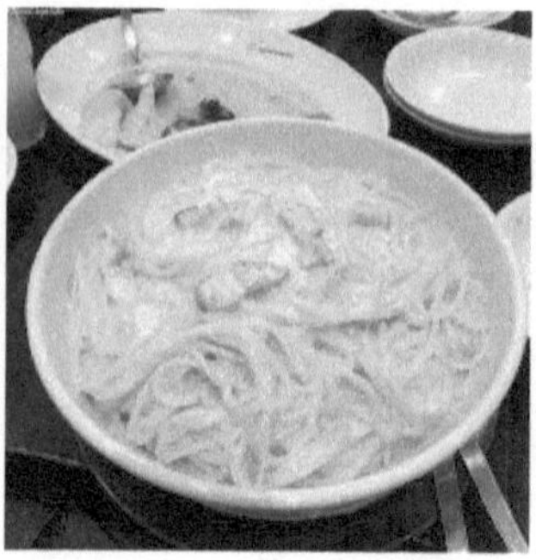

Ingredienti :

- 1 bella spigola
- 20 grammi di burro
- 1 spicchi di aglio
- 2 etti di pasta
- 3 cucchiai d'olio

Preparazione :

Procuratevi un filetto di spigola ed assicuratevi che non contenga spine, con l'aiuto di una forchetta ed un coltellino appuntito sminuzzatelo in piccoli pezzetti; fate sciogliere 30 grammi di burro in una padella aggiungete uno spicchio di aglio e la spigola spezzettata, appena prende colore togliete l'aglio, fate appena imbiondire la spigola e poi versate le pennette al dente appena scolate (ma non troppo) nella pentola, conservate l'acqua della cottura della pasta, rimestate per un minuto con un cucchiaio di legno aggiungendo se necessario qualche cucchiaio di acqua della cottura della pasta, aggiungete una spruzzata di prezzemolo e servite in tavola.

Tortellini alla bolognese

Difficoltà �✳✳✳
Tempo ⊙⊙⊙⊙
Costo 💰💰💰💰

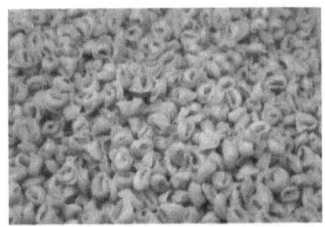

Ingredienti :
- 30 grammi di burro
- 1 etto di magro di maiale
- 1 bicchiere di vino bianco
- 1 etto di mortadella
- 50 grammi di parmigiano grattato
- 3 etti di pasta sfoglia

Preparazione :
Fate sciogliere 50 grammi di burro in una padella, quando comincia a friggere versate cento grammi di petto di pollo a pezzi e cento grammi di magro di maiale, aggiungete mano a mano del vino bianco affinché non si bruci fino a cottura ultimata. Prendete ora un mixer mettetevi la carne che avete cotto aggiungete un etto di mortadella a pezzi, 50 grammi di parmigiano grattato e frullate bene il tutto. A questo punto abbiamo bisogno della sfoglia di pasta, direi che comprarla già pronta al supermercato è forse la cosa più sensata; stendiamo la pasta sfoglia su di una tavola precedentemente infarinata, prendiamo un bicchiere e con questo ricaviamo dei bei tondi di pasta, disponiamo al centro di ogni tondo un pochino del composto che abbiamo frullato. A questo punto dobbiamo chiudere i cappelletti: per prima cosa ungiamo leggermente con il dito la parte esterna dei tondi con dell'uovo sbattuto, questo servirà a favorire l'incollamento della pasta, ora pieghiamo in due il tondo e con l'aiuto di una forchetta incolliamo bene i bordi, a questo punto ripieghiamo la semiluna che abbiamo ottenuto incollando le due estremità mentre teniamo un dito al centro per ottenere le caratteristica forma del tortellino. Fate bollire i tortellini in abbondate acqua e condite a vostro piacimento o in bianco con burro e panna oppure al ragù; Potete anche far cuocere I tortellini direttamente nel brodo di carne.

Zuppa di patate

Difficoltà ⚒⚒⚒⚒
Tempo 🕐🕐🕐🕐
Costo 💰💰

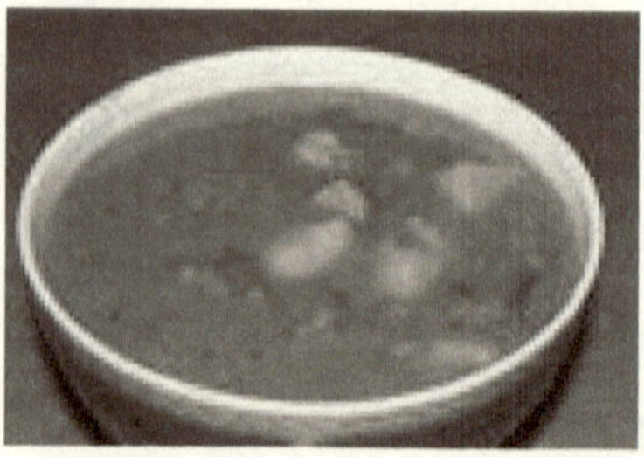

Ingredienti :

- 1 litro di brodo
- 4 patate
- 1 etto di panna
- 15 grammi di burro
- noce moscata

Preparazione :

Tagliate a pezzi le patate e fatele cuocere nel brodo, quando saranno cotte passate in uno schiaccia patate o similare, rimettete le patate sul fuoco a fiamma bassa aggiungete il burro, la panna ed il parmigiano mescolate con un mestolo di legno e versate nei piatti con una spolverata di noce moscata.

I secondi

Abbacchio fritto

Difficoltà ✻✻✻
Tempo ⏱⏱⏱
Costo 💰💰💰💰

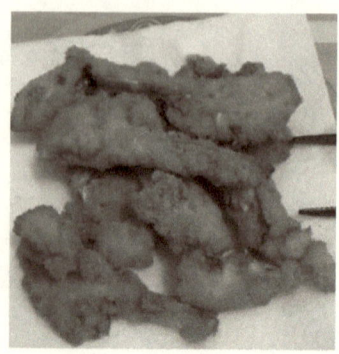

Ingredienti :
- 8 cotolette di abbacchio
- 1 etto di pane grattato
- 1 uovo
- olio, sale e pepe

Preparazione :

Sbattete l'uovo con un pizzico di sale in una scodella, mettete dentro le cotolette in modo da bagnarle bene con l'uovo, ora passatele nel pane grattato aiutandovi a pressarlo bene con le mani, fate scaldare bene l'olio in un'ampia padella e quando sarà bollente mettetevi le cotolette , appena colorite giratele dalla parte opposta e quando anche questa sarà ben colorita abbassate la fiamma e continuate la cottura per diversi minuti a fuoco basso per far cuocere l'interno, l'abbacchio deve essere mangiato ben cotto !

Abbacchio scottadito

Difficoltà ⚒⚒⚒
Tempo 🕐🕐🕐
Costo 💰💰💰💰

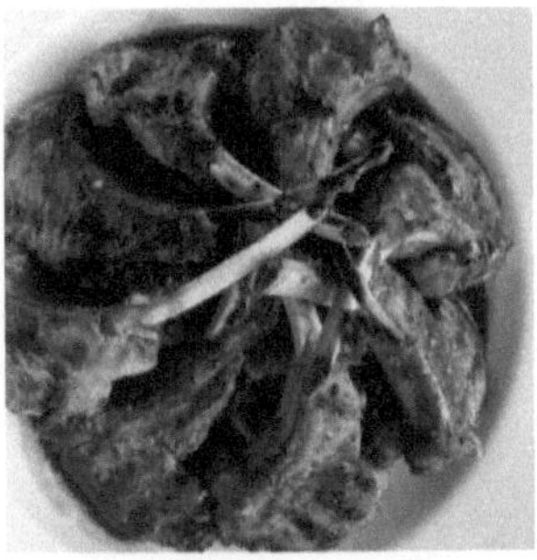

Ingredienti :

- 8 cotolette di abbacchio
- olio, sale e pepe

Preparazione :

Fate scaldare l'olio e quando è ben caldo mettevi le cotolette, non appena saranno ben colorite giratele dalla parte opposta e quando anche questa sarà ben colorita abbassate la fiamma e continuate la cottura per diversi minuti a fuoco basso per far cuocere l'interno, l'abbacchio deve essere mangiato ben cotto !

Agnello al forno

Difficoltà ⚒⚒⚒⚒
Tempo ⏲⏲⏲⏲
Costo 💰💰💰💰

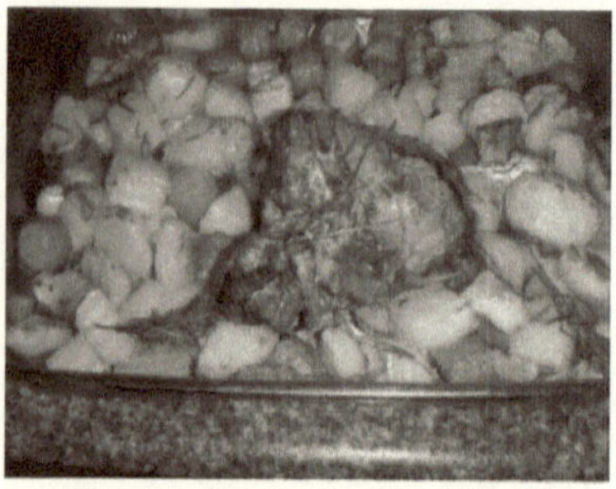

Ingredienti :

- coscia di agnello di circa 1 kg
- 3 spicchi di aglio
- 2-3 grammi di timo
- olio di oliva
- ½ chilo di patate
- sale e pepe

Preparazione :

Rimuovete l'agnello dal frigorifero 1 ora prima della preparazione. Preriscaldare il forno a 240 °.In una ciotola, mescolate l'olio d'oliva, timo e aglio schiacciato. Ricoprire abbondantemente l'agnello con questa miscela e strofinare la carne con le dita.
Cuocete l'agnello a forno caldissimo per 15 minuti, poi abbassate la temperatura del forno a 200 °.Versate un po' di olio d'oliva e cospargete la superficie con un pizzico di sale durante la cottura.
Mettete le patate lavate e tagliate intorno alla carne e fate cuocere per 25 minuti .Alla fine della cottura, togliete l'agnello dal forno e coprire con un foglio per 15 minuti. Tagliate a fette e servite subito.

Alici al forno

Difficoltà ✖✖
Tempo ⏱⏱
Costo 💰💰

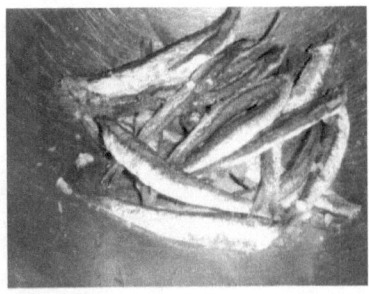

Ingredienti :
- 4 etti di alici
- 10 grammi di pane grattugiato
- 1 limone
- olio e sale

Preparazione :

Aprite le alici e privatele della testa e della lisca, ponetele in una teglia unta e cospargetele con il pane grattato, l'olio ed il sale; fate ora uno strato successivo versate il succo del limone poi mettete al forno con temperatura non troppo alta per quindici minuti, a fine cottura accendete il grill per rosolare la parte superficiale.

Anatra all'arancia al microonde

Difficoltà ✕ ✕
Tempo ⏱ ⏱
Costo 💰 💰 💰

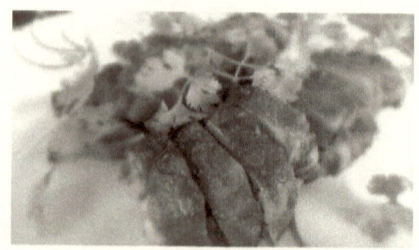

Ingredienti :
- 250 grammi di petto di anatra
- 1 arancia
- 2 cucchiai di olio
- 1 etto di farina
- sale e pepe

Preparazione :

Questa è una variante molto semplificata della classica anatra all'arancia, pochi minuti ma sicuramente un buon risultato finale. Mettete a marinare la carne tagliata a fette con l'olio, l'arancia, il sale ed il pepe per due ore quindi senza scolarla troppo disponetela sul piatto da microonde e fate cuocere per tre minuti. Togliete la carne dal forno fatela freddare un pochino e passatela nella farina; rimettete le fette di carne in forno a media potenza e fate cuocere per 5 o 6 minuti, versate sui piatti da portata e versatevi sopra il liquido della marinatura avanzato.

Arista di maiale al latte

Difficoltà ✖✖✖
Tempo ⏱⏱⏱⏱
Costo 💰💰

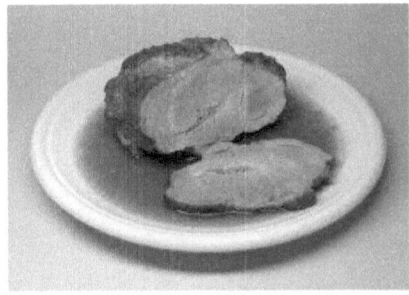

Ingredienti :
- lombata di maiale da ½ chilo
- ½ litro di latte
- 20 grammi di burro
- sale e pepe

Preparazione :

Prendete una pirofila che contenga giusto il pezzo di carne che avete comprato; rosolate la carne nel burro con un pizzico di sale e pepe girandola spesso, quando sarà ben rosolata su tutti i lati versate il latte in modo da coprirla quasi interamente, mettete il coperchio e fate cuocere lentamente per circa due ore, il latte formerà una crema che metterete sull'arista una volta tagliata a fettine e messa nei piatti.

Braciato

Difficoltà ⚒⚒⚒⚒
Tempo 🕐🕐🕐
Costo 💰💰💰

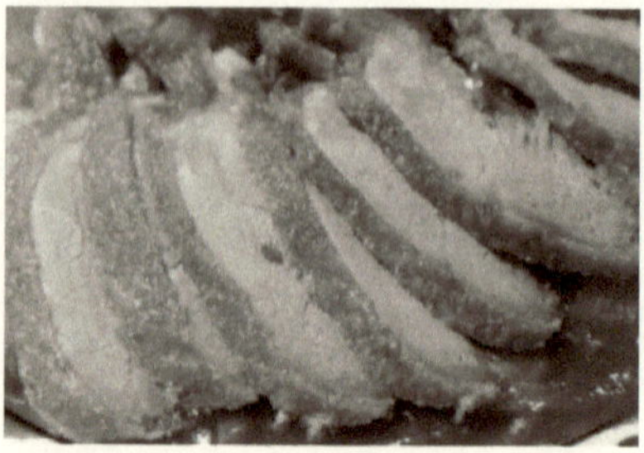

Ingredienti :

- ½ chilo di costata di manzo
- 1 etto di pancetta
- 1 litro di vino rosso
- 4 spicchi di aglio

Preparazione :

Praticate con un coltellino a punta delle profonde incisioni sulla carne ed infilateci dei pezzetti di pancetta mettete la carne e l'aglio in un pirex e coprite con il vino; lasciate riposate tutta la notte. Il giorno seguente mettete in padella il burro e l'olio, fate scaldare e metteteci la carne, ben scolata ed asciugata con uno scottex; fate rosolare su tutti i lati e quando sarà ben colorita aggiungete il vino, coprite e fate cuocere a fuoco bassissimo per 2 ore e mezzo.

Carne alla bourguignonne

Difficoltà ✖✖✖✖
Tempo ☺☺☺☺
Costo 💰💰💰💰

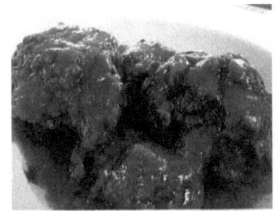

Ingredienti :
- 1 etto di pancetta
- 2 carote
- 1 cucchiaio di olio
- 400 grammi di vitellone
- 1 bottiglia di vino rosso

Preparazione :
Tagliate a cubetti 100 grammi di pancetta tesa, mettetela una larga padella ed aggiungete mezzo bicchiere di acqua, coprite parzialmente con un coperchio e fate cuocere a fuoco bassissimo in modo da far sciogliere il grasso e far si che la pancetta possa ben rosolare. Togliete la pancetta scolandola molto bene e mettetela da parte; tagliate a cubetti due carote e mettetele a rosolare nel grasso che è rimasto in pentola, se necessario aggiungete un cucchiaio di olio, quando sono rosolate scolatele bene e riponetele insieme alla pancetta. Prendete ora 400 grammi di carne di vitellone, il pezzo ideale sarebbe la guancia ma non è facile a trovarsi, in sostituzione potrete prendere la rosa di vitellone, tagliatela a cubetti non molto grandi, asciugatela molto bene con uno scottex ed infarinatela accuratamente con le mani, ora versate la carne poco per volta nella padella della cottura precedente in modo da farla rosolare quando vedete che è ben colorita aggiungete le carote e la pancetta che avete messo da parte, fate riprendere la cottura alzando un pochino la fiamma e poi versate una bottiglia di vino rosso di alta gradazione. Mettete la fiamma al minimo, coprite bene con il coperchio e fate cuocere per tre ore a fuoco lentissimo. A fine cottura troverete la carne immersa in una squisita crema creata dal grasso della pancetta, dalla farina e dall'evaporazione del vino; nella ricetta originale (Francia) questo piatto viene accompagnato da patate lesse o fettuccine fatte in casa ben insaporite dalla crema come contorno.

Carpaccio di manzo

Difficoltà 🛠🛠
Tempo 🕐🕐
Costo 💰💰💰💰

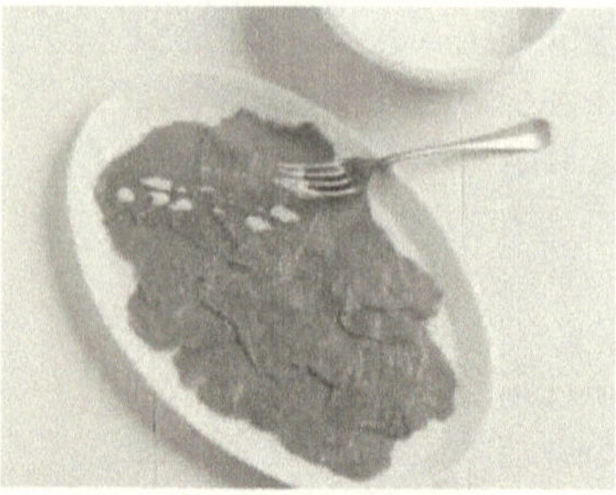

Ingredienti :

- 2 etti di filetto di manzo
- 1 cucchiaio di pepe verde
- 1 manciata di pepe nero
- 4 cucchiai di olio
- 1 etto di parmigiano
- 1 limone

Preparazione :

Fate tagliare il filetto finissimo come se fosse prosciutto e disponetelo in un vassoio, in una terrina mettete il succo di un limone, quattro cucchiai d'olio extravergine d'oliva, il pepe nero macinato grosso, il pepe verde in grani , parmigiano in scaglie ed un pizzico di sale; mischiate bene il tutto e versatelo sulla carne; coprite con pellicola di carta e mettete in frigo per un'ora prima di servire a tavola.

Carpaccio di salmone

Difficoltà ✶
Tempo ⏱
Costo 💰 💰 💰 💰

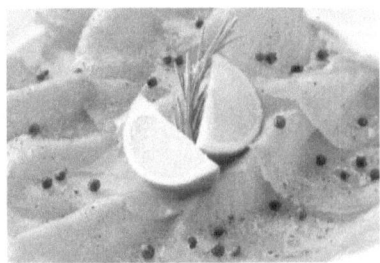

Ingredienti :
- 150 grammi di salmone affumicato
- 1 noce di burro
- 1 limone
- un pochino di pepe rosa

Preparazione :

Prendete 150 grammi di salmone affumicato disponetelo con cura su un piatto unto con il burro versate ora il succo di un limone, del pepe rosa, dei riccioli di burro, mettete in frigorifero per mezz'ora e poi servite.

Coscio di abbacchio al forno

Difficoltà ✹✹✹✹
Tempo ⏰⏰⏰⏰
Costo 💰💰💰💰

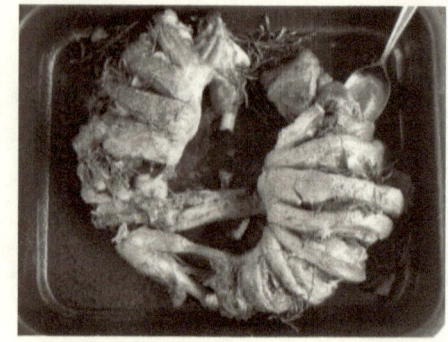

Ingredienti :

- 1 coscio di abbacchio
- 2 spicchi di aglio
- 1 etto di pancetta
- 1 litro i vino rosso
- 1 chilo di patate

Preparazione :

Fate delle incisioni con un coltellino a punta nel cosciotto e introducete pezzetti di aglio e pancetta, copritelo con il vino e lasciatelo qualche ora a marinare insieme alle patate tagliate a fette spesse. Tolto dal vino asciugatelo ed ungetelo bene con del burro e dell'olio, fate la stessa cosa con le patate e poi mettete tutto al forno; fate cuocere lentamente aggiungendo continuamente il liquido della marinata per non far seccare l'arrosto che deve risultare tenerissimo.

Cozze alla marinara

Difficoltà ⚒⚒⚒⚒
Tempo 🕐🕐🕐
Costo 💰💰

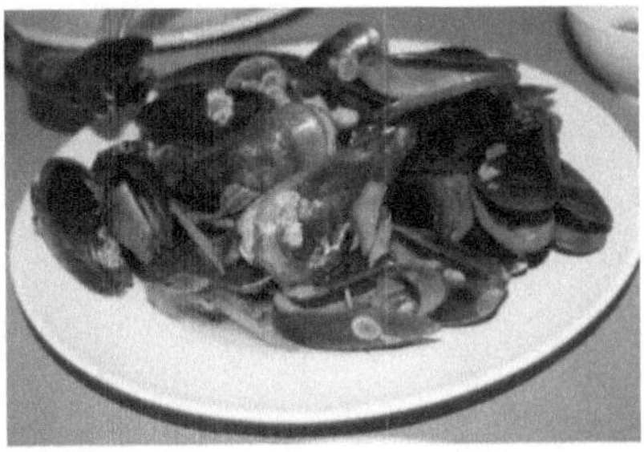

Ingredienti :

- 4 cucchiai di olio di oliva
- 1 peperoncino
- 4 spicchi di aglio
- 1 chilo e mezzo di cozze
- 1 bicchiere di vino bianco
- 1 ciuffo di prezzemolo

Preparazione :

Prendete una pentola piuttosto capiente versate quattro cucchiai d'olio d'oliva un pezzetto di peperoncino e quattro spicchi d'aglio. Mettete sul fuoco a fiamma bassa, dopo qualche minuto aggiungete un chilo e mezzo di cozze ben pulite; coprite con un coperchio, dopo qualche minuto vedrete che le cozze si apriranno tutte, a questo punto versate mezzo bicchiere di vino bianco e lasciate cuocere ancora pochi minuti con il coperchio mezzo aperto, a fine cottura una finissima spolverata di prezzemolo prima di servire in tavola.

Fettine al marsala

Difficoltà ✖✖✖
Tempo ⏲⏲⏲
Costo 💰💰💰

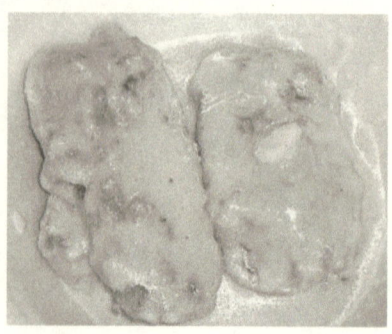

Ingredienti :
- 4 etti di fettine di vitello
- 1 etto di farina
- 1 bicchiere di marsala
- 50 grammi di burro

Preparazione :

Asciugate bene le fettine e passatele nella farina, mettete il burro in padella quando comincia a friggere poggiatevi delicatamente le fettine infarinate, fate cuocere a fuoco vivace ed appena la carne prende colore giratela, quando sarà colorita anche dall'altra parte aggiungete il marsala, abbassate la fiamma e fate cuocere cinque minuti per parte senza coperchio.

Filetti di baccalà

Difficoltà ⚒⚒⚒⚒
Tempo 🕐🕐
Costo 💰💰

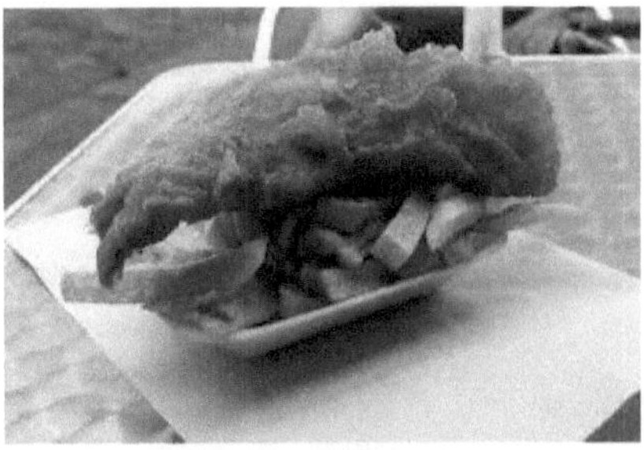

Ingredienti :

- 1 filetto di baccalà
- 2 etti di farina
- un pizzico di lievito
- tanto olio

Preparazione :

Procuratevi un bel filetto di circa 400 grammi e dividetelo in in quattro, preparate la pastella con 200 grammi di farina, un paio di grammi di lievito ed acqua quanto basta per ottenere una pastella della giusta consistenza. Per la cottura l'ideale sarebbe avere due pentole, la prima con olio ad alta temperatura la seconda con olio a temperatura più bassa; passate i filetti nella pastella e metteteli nella prima pentola per qualche minuto per creare una bella crosta esterna passateli poi nella seconda pentola a temperatura più bassa per avere la giusta cottura interna, mi raccomando di mangiarli caldissimi.

Filetto di manzo al burro

Difficoltà ⚒⚒⚒⚒
Tempo 🕐🕐
Costo 💰💰💰💰

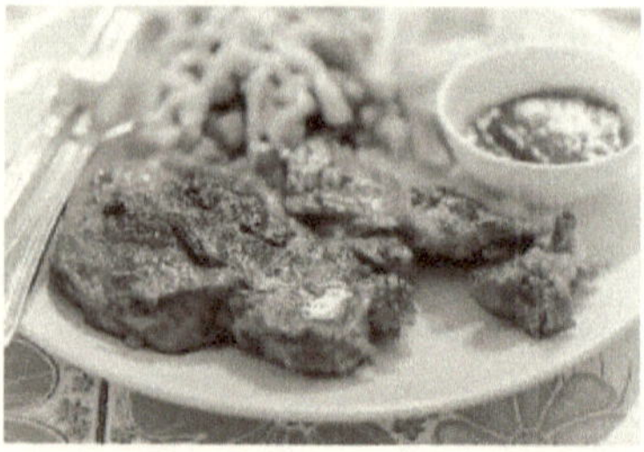

Ingredienti :

- 4 etti di filetto di manzo
- 40 grammi di burro

Preparazione :

Sciogliete una noce di burro con le mani ungete accuratamente due filetti manzo da 200 grammi cadauno; fate scaldare una bistecchiera, quando è ben calda adagiate i filetti in modo che con il calore si crei una crosta atta ad impedire la fuoriuscita del sangue, fate cuocere a fuoco vivi aggiungendo ogni tanto qualche fiocco di burro, quando vedete che la carne si stacca dalla bistecchiera da sola levatela con una spatola ed adagiatela su un piatto; aspettate che la padella sia di nuovo ben calda e fate la stessa operazione ovviamente dal lato non cotto; è essenziale non toccare la carne durante la cottura per evitare la fuoriuscita di liquidi, il che renderebbe la carne più dura e meno saporita. Sui filetti ancora caldi mettete qualche noce di burro in modo tale che fonda, cospargete i filetti con pepe e sale e portate in tavola caldissimi.

Filetto di manzo al sale

Difficoltà ✖✖
Tempo ⏱⏱⏱
Costo 💰💰💰💰

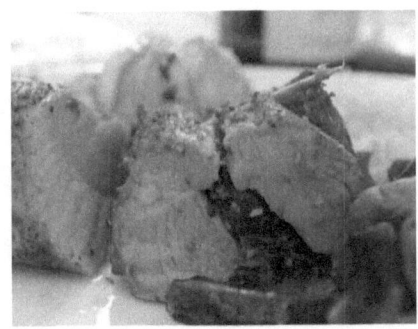

Ingredienti :
- 1 filetto da ½ chilo
- 1 chilo di sale grosso
- mezzo limone
- pepe nero
- 2 cucchiai di olio

Preparazione :

Prendete un bel filetto di manzo, con un coltellino ben affilato pulitele dell'eventuale grasso che lo ricopre. Mettete un foglio di carta da forno su una teglia e versatevi metà del sale, poggiatevi sopra il filetto e copritele con il sale rimanente; chiudete con la carta come a formare un sacchetto e mettete in forno alla massima potenza per 40 minuti. Rompete il blocco di sale, mettete il filetto su un tagliere ed affettatelo a fette spesse,. Condite con sale, olio e pepe e portate in tavola ben caldo.

Fonduta alla Valdostana

Difficoltà �
Tempo ☺☺☺☺
Costo 💰💰💰

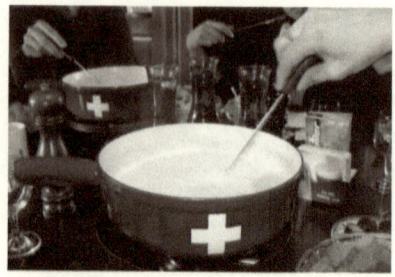

Ingredienti :
- 2 etti di fontina
- ½ bicchiere di latte
- 1 uovo

Preparazione :

Tagliate 200 grammi di fontina a pezzetti metteteli in un pentolino a bagno per almeno 2 ore con mezzo bicchiere latte; Mettete sul fuoco a fiamma molto bassa e mescolate continuamente con un mestolo di legno, fino a che il formaggio non sia completamente fuso. Aggiungete ora un tuorlo e continuate a cuocere mescolando per almeno altri 30 minuti fino ad ottenere un composto omogeneo e abbastanza denso, ma non troppo. Versate la fonduta in piccole ciotole di coccio in modo tale che rimanga calda ed accompagnatela con piccoli crostini di pane da intingere.

Formaggio panato

Difficoltà ✖✖
Tempo 🕐🕐🕐
Costo 💰💰

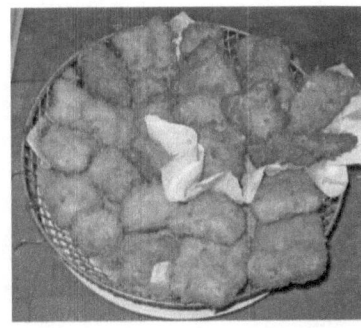

Ingredienti :
- 2 etti di formaggio molle
- 1 uovo
- pangrattato
- parmigiano
- olio per friggere

Preparazione :

Tagliate il formaggio a fette di circa due centimetri e tenetele da parte: in una ciotola sbattete l'albume dell'uovo a neve quindi aggiungete il rosso ed il parmigiano e sbattete ancora. A questo punto passate le fette di formaggio nella pastella e successivamente passatele nel pane grattato e per ultimo mettetele nell'olio bollente, servitele ben calde.

Frittata al prosciutto

Difficoltà ✖✖✖
Tempo ◷◷
Costo 💰💰

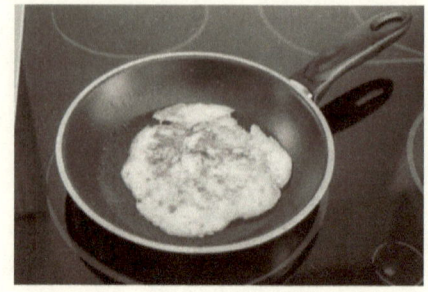

Ingredienti :

- 3 uova
- 1 mozzarella da 125 grammi
- 60 grammi di prosciutto cotto
- 30 grammi di burro

Preparazione :

Separate i tre albumi dai tre tuorli che metterete da parte, sbattete a neve gli albumi in una terrina con un pizzico di sale, a questo punto unite i tuorli, la mozzarella tritata ed il prosciutto sminuzzato; fate sciogliere il burro in una padella e versate il composto, dopo un paio di minuti di cottura girate la frittata e fatela cuocere dall'altra parte.

Fritto misto di pesce

Difficoltà ✖✖✖✖
Tempo ⏱⏱⏱⏱
Costo 💰💰💰💰

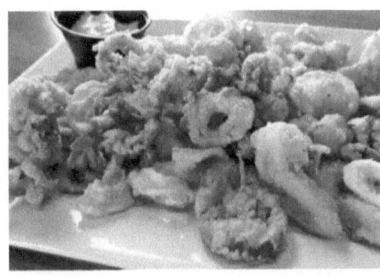

Ingredienti :
- 2 etti di calamari
- 2 etti di gamberetti
- 2 etti di triglie piccole
- 2 etti di pesce azzurro di piccole dimensioni
- farina, olio e limone

Preparazione :

Tagliate ad anellini i calamari e passateli bene in un piatto con la farina, fate la stessa cosa con il resto del pesce; mettete dell'olio d'oliva sufficiente a friggere il tutto in una pentola a bordo alto, tenete alta la fiamma e quando vedete che l'olio è bollente versatevi il pesce; dopo un minuto abbassate la fiamma per far cuocere l'interno del pesce, scolate su una carta atta ad assorbire l'olio, salate e portate in tavola con fettine di limone a guarnizione.

Il pesce dei poveri

Difficoltà ⚒⚒⚒
Tempo 🕐🕐
Costo 💰💰

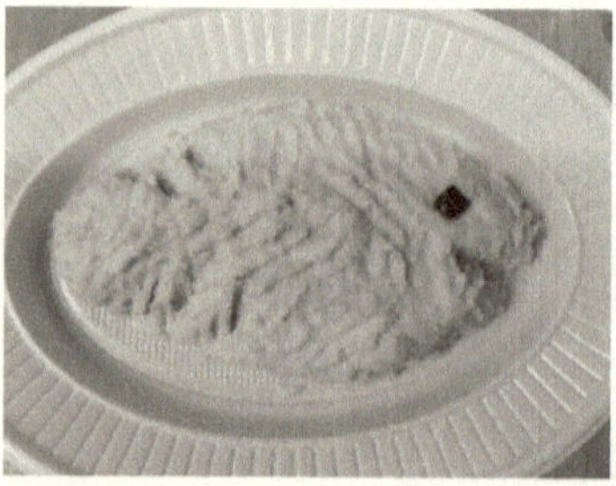

Ingredienti :

- 400 grammi di tonno sott'olio
- 200 grammi di maionese
- 2 capperi

Preparazione :

Acquistate 400 grammi di tonno di ottima qualità sotto vetro, sbriciolatelo con l'aiuto di una forchetta, unite un poco alla volta 200 grammi di maionese, l'impasto deve essere necessariamente omogeneo; con le mani ora date all'impasto la forma di un pesce, con la forchetta potete fare delle finte squame e con due capperi potete fare gli occhi. Mettete il "pesce" in frigorifero un'ora prima di portare in tavola per avere una consistenza maggiore.

Insalata di mare

Difficoltà ⚒⚒⚒
Tempo ⏲⏲⏲
Costo 💰💰💰

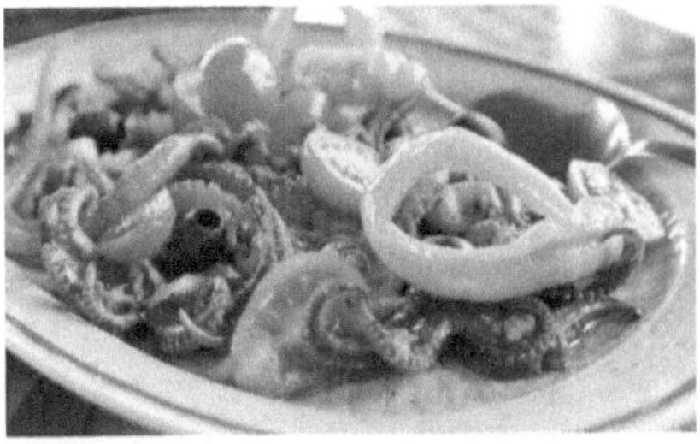

Ingredienti :

- 160 grammi di riso arborio
- 500 grammi di cozze
- 20 grammi di code di scampi
- 300 grammi di vongole
- 2 cucchiai di olio
- 1 spicchio di aglio
- 1 limone
- ½ bicchiere di vino bianco

Preparazione :

Fate aprire le cozze e le vongole in una pentola con il coperchio, appena vedete che sono tutte aperte scolatele e tenete da parte il liquido che hanno prodotto; togliete i molluschi dalle valve e metteteli in una terrina e versatevi il succo di un limone e due cucchiai d'olio d'oliva. Fate bollire il riso, scolatelo al dente e fatelo freddare, quando sarà ben freddo mettetelo nella terrina con i molluschi, aggiungete il liquido di cottura messo da parte rimestate bene e mettete i frigo mezz'ora prima di servire in tavola.

Insalata di polpo

Difficoltà ✵✵✵
Tempo ⏲⏲⏲
Costo 💰💰💰

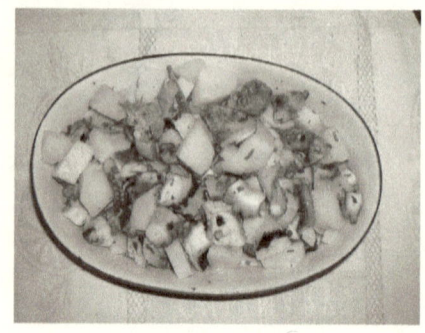

Ingredienti :
- 1 polpo
- 1 finocchio
- 1 arancia
- sale e pepe

Preparazione :

Lessate in acqua salata un polpo per circa quaranta minuti, fatelo raffreddare, pulitelo bene asciugatelo e poi tagliatelo a pezzetti, nel frattempo prendete un finocchio, tagliatelo a fettine ed unitelo al polpo, a questo punto prendete un'arancia, togliete la buccia e dividete gli spicchi che andrete ad unire al resto condite con il succo di un'altra arancia, olio sale e pepe, e servite a tavola (se vi piace potete aggiungere patate lesse).

Insalata di riso al tonno

Difficoltà ✖✖
Tempo ◐◐
Costo 💰💰

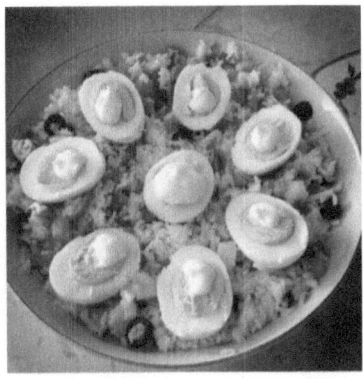

Ingredienti :
- 160 grammi di riso
- 250 grammi di tonno in scatola
- 2 acciughe
- 200 grammi di maionese

Preparazione :

Fate bollire il riso e dopo averlo scolato passatelo sotto l'acqua fredda corrente per eliminare l'amido, aggiungete il tonno ben scolato dall'olio e ben sbriciolato, aggiungete la maionese ed amalgamate per bene, guarnite con uova sode e portate in tavola freddo.

Involtini

Difficoltà ⚒⚒⚒
Tempo 🕐🕐🕐🕐
Costo 💰💰💰

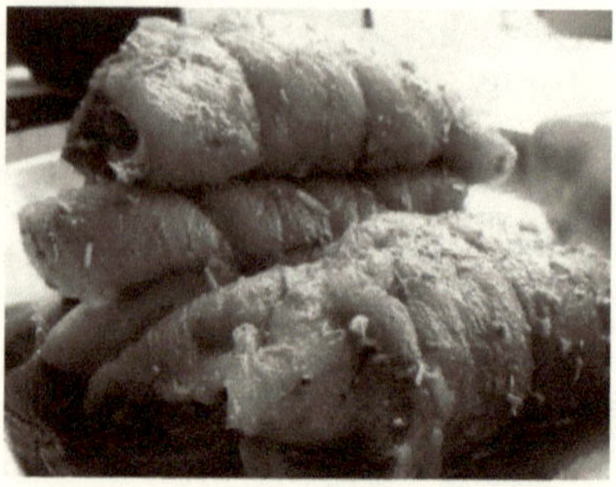

Ingredienti :

- 4 etti di fettine di vitello
- 1 etto di mortadella
- 2 uova
- 20 grammi di burro
- 4 cucchiai di olio
- ½ bicchiere di vino bianco secco

Preparazione :

Sbattete le uova come per fare una frittata, mettetele in padella con il burro e fate delle frittatine sottilissime; prendete ora le fettine di carne, ponetevi sopra ciascuna una fettina di mortadella ed una frittatina, arrotolate ed infilzate con uno stecchino per tenere ben fermo l'involtino; cuocete in padella con una noce di burro e 4 cucchiai d'olio aggiungendo ogni tanto un goccio di vino.

Involtini americani

Difficoltà ⚒⚒
Tempo 🕐🕐
Costo 💰💰💰

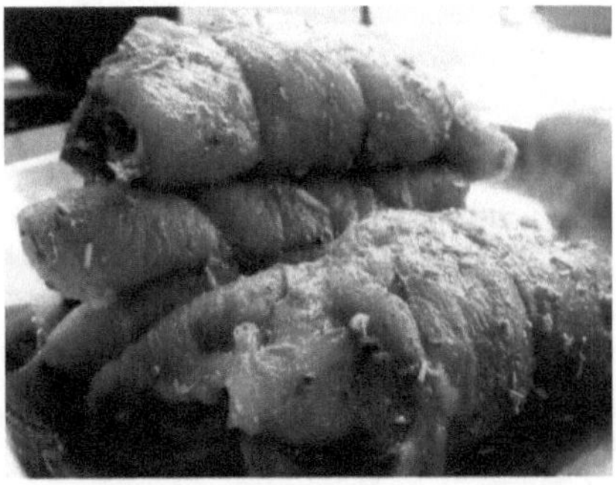

Ingredienti :

- 6 fettine di vitello
- ½ ananas
- 30 grammi di burro
- ½ bicchiere di vino bianco
- 2 cucchiai di farina

Preparazione :

Che l'America sia una grande potenza tecnologica è un dato indiscusso, ma che abbia la stessa importanza in cucina lo dubito molto ! Questo è un piatto tipico americano che al nostro palato Italiano lascia sicuramente qualche dubbio.

Battete le fettine con un martello di legno; tagliate l'ananas in sei fette ed avvolgete ogni fetta con la carne. Legate con uno spago da cucina i singoli involtini, ripassateli leggermente nella farina e fateli cuocere nel burro aggiungendo lentamente il vino.

Lesso di manzo

Difficoltà ⚒⚒⚒
Tempo 🕐🕐🕐🕐
Costo 💰💰💰

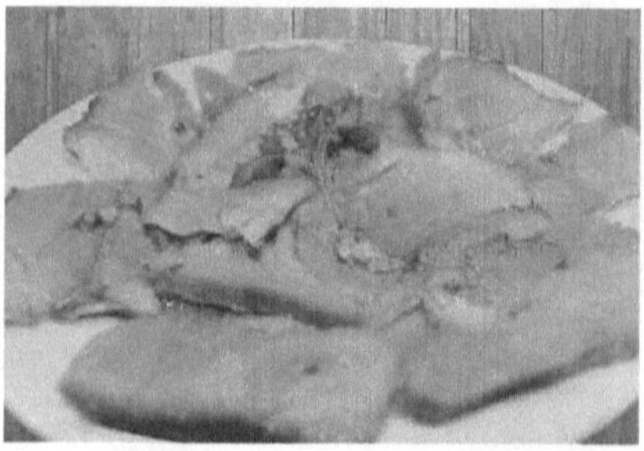

Ingredienti :

- ½ chilo di manzo
- 4 patate
- sale a vostro piacimento

Preparazione :

Fatevi dare dal macellaio un pezzo di magro di manzo adatto al bollito e fatevi regalare un bell'osso con i nervetti, mettete due litri di acqua in una grossa pentola, aggiungete un pizzico di sale, metteteci l'osso con i nervetti e fate bollire; soltanto quando l'acqua è in pieno bollore verserete la carne, questo è importante per mantenere il sapore della carne, infatti il contatto della carne con l'alta temperatura crea una trasformazione delle proteine con una loro conseguente solidificazione che evita la fuoriuscita di liquidi dalla carne. Fate bollire per un'ora e mezzo quindi aggiungete quattro patate sbucciate non troppo grosse e continuate la cottura ancora per mezz'ora. Il lesso con le patate può essere servito sia caldo che freddo e può essere condito con semplice olio sale e pepe oppure potete condirlo con salse varie tipo tartufata o maionese.

Lonza al microonde

Difficoltà ⚒⚒
Tempo 🕐🕐
Costo 💰💰💰

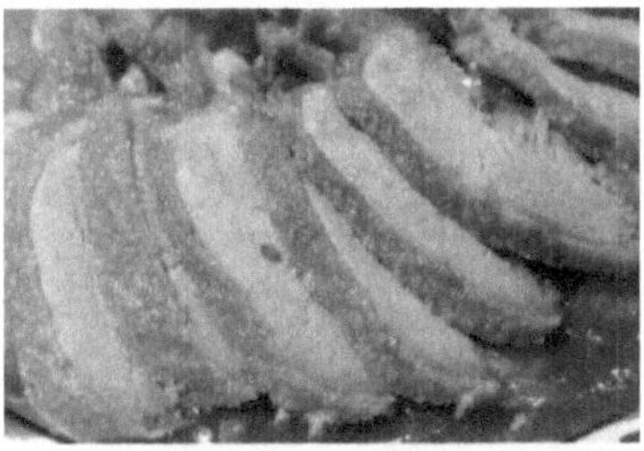

Ingredienti :

- 400 grammi di lonza di maiale
- 6 fettine di lardo
- 100 ml di latte
- 100 ml di vino bianco
- 1 bicchierino di cherry
- 3 cucchiai di olio
- 1 cucchiaio di farina
- sale e pepe qb

Preparazione :

Avvolgete la carne con le fettine di lardo ungete con l'olio e mettetela in un pirex, versatevi sopra il vino e lo sherry e fate cuocere per dieci minuti alla massima potenza. Togliete la carne dal forno e disponetela su un piatto da porta: aggiungete ora la farina al fondo di cottura e amalgamate bene con una frusta. Tagliate la carne a fette , versatevi sopra il condimento e portatela in tavola caldissima.

Maiale al forno con mele

Difficoltà ⚒⚒
Tempo 🕐🕐🕐
Costo 💰💰💰

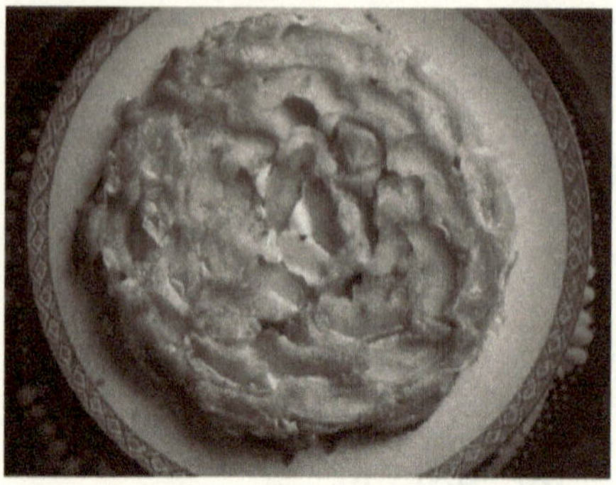

Ingredienti :

- 400 grammi di lonza di maiale
- 20 grammi di burro
- ½ bicchiere di vino bianco
- 2 mele
- sale e pepe qb

Preparazione :

Tagliate la lonza a fette abbastanza spesse e disponetele in pirex unto con burro versate il vino, coprite e mettete nel forno a microonde per 15 minuti alla massima temperatura, controllate la cottura e mettete la carne da parte. Tagliate ora le mele a fettine sottili, mettetele su un piatto da microonde, copritele con la pellicola e fate cuocere per 7/8 minuti a media potenza. Disponete le fette di carne su di un piatto da portata, coprite il tutto con le fettine di mele cospargete con il liquido di cottura e mettete in forno per un minuto prima di servire in tavola.

Misto di carne al forno

Difficoltà ✖✖✖✖
Tempo ⏲⏲⏲⏲
Costo 💰💰💰💰

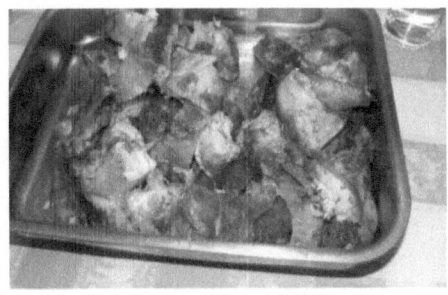

Ingredienti :

- ½ pollo
- 2 salsicce
- 3 etti di magro di vitella
- ½ chilo di patate
- olio e sale

Preparazione :

Prendete un contenitore in pirex, ungetelo con un filo d'olio mettevi dentro del pollo tagliato a pezzetti, un paio di salsicce tagliate a pezzi, del magro di vitella a pezzettini, versate due cucchiai d'olio, salate, pepate e mettete al forno; dopo mezz'ora aggiungete due patate tagliate a spicchi rimettete in forno per altra mezz'ora e portate in tavola.

Omelette ripiene

Difficoltà ✗✗✗✗
Tempo 🕐🕐
Costo 💰💰

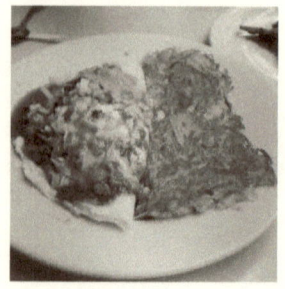

Ingredienti :

- 4 uova
- 1 etto di mozzarella
- 1 etto di prosciutto cotto
- 20 grammi di parmigiano
- 30 grammi di burro

Preparazione :

Tagliate a pezzettini la mozzarella ed il prosciutto e tenete tutto da parte; ora versate in una scodella i quattro albumi e con una frusta sbatteteli bene per montarli a neve aggiungete poi i quattro tuorli e continuate a sbattere per amalgamare il tutto. Fate soffriggere il burro in padella, versate metà dell'uovo sbattuto e fate cuocere per un paio di minuti. A questo punto mettete al centro della frittata metà del trito che avete messo da parte, delicatamente girate una metà della frittata con una spatola in modo da creare un fagotto con all'interno il trito, fate cuocere per tre minuti a fuoco basso in modo che la mozzarella si sciolga e tenete in caldo. Procedete nello stesso modo per la seconda omelette.

Ossobuchi alla milanese

Difficoltà ⚒⚒⚒
Tempo 🕐🕐🕐
Costo 💰💰💰💰

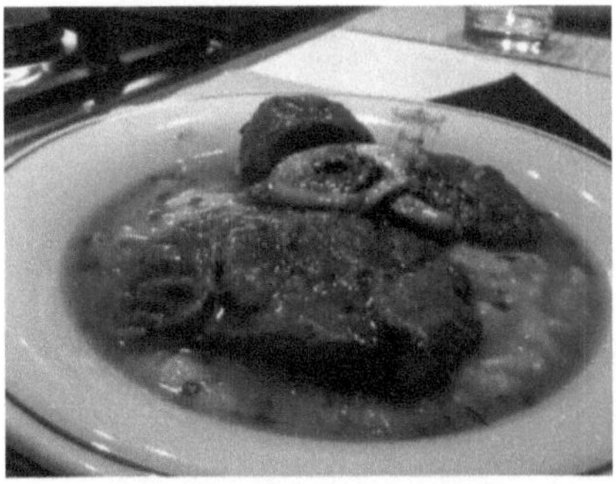

Ingredienti :

- 4 ossobuchi di vitello
- 50 grammi di burro
- 1 etto di farina
- 1 bicchiere di vino bianco

Preparazione :

Asciugate bene gli ossobuchi e passateli nella farina, mettete il burro in padella, quando comincia a friggere metteteci delicatamente gli ossobuchi infarinati, fateli la cuocere a fuoco vivace ed appena la carne prende colore giratela, quando sarà colorita anche dall'altra parte aggiungete il vino, abbassate la fiamma, coprite con un coperchio e fate cuocere per due ore.

Pesce spada alla griglia

Difficoltà ✖✖
Tempo ⏱⏱
Costo 💰💰💰💰

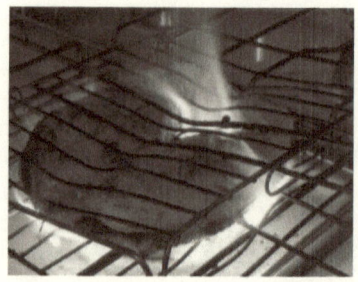

Ingredienti :
- 400 grammi di pesce spada
- 30 grammi di burro
- 1 cucchiaio di pasta di alici
- sale e pepe

Preparazione :

Fate sciogliere a temperatura ambiente il burro, unitevi un cucchiaio di pasta d'acciughe e amalgamate bene con le mai, prendete ora le due trance di pesce spada e cospargetele accuratamente con il burro. Fate cuocere due minuti per parte su di una griglia, non tenetelo troppo a lungo altrimenti diventa stoppaccioso. Guarnite con fettine di limone.

Petti di pollo al limone

Difficoltà ✖✖✖
Tempo 🕐🕐🕐
Costo 💰💰

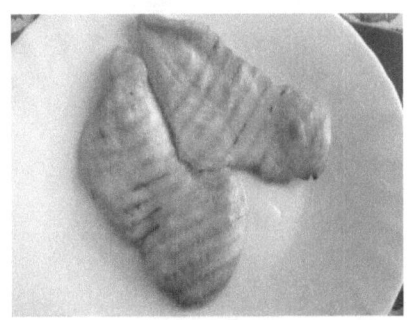

Ingredienti :
- 2 petti di pollo
- 1 etto di farina
- 2 limoni
- 50 grammi di burro
- sale e pepe

Preparazione :

Tagliate il petto di pollo a fettine sottili, asciugatelo con uno scottex e passatelo nella farina, fate soffriggere il burro in una padella e metteteci a rosolare la carne, aggiungete gradatamente il succo dei limoni, girate più volte i petti di pollo finché non saranno ben rosolati e portate in tavola con qualche fettina di limone per guarnizione.

Petti di pollo al vino

Difficoltà ✹✹✹
Tempo ◷◷◷
Costo 💰💰

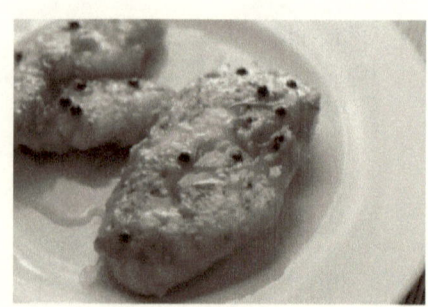

Ingredienti :
- 2 petti di pollo
- 1 etto di farina
- 1 bicchiere di vino bianco
- 50 grammi di burro
- 1 limone
- sale e pepe

Preparazione :

Tagliate il petto do pollo a fettine sottili, asciugatelo con uno scottex e passatelo nella farina, fate soffriggere il burro in una padella e metteci a rosolare il pollo, aggiungete gradatamente il vino bianco, girate più volte i petti di pollo finché non saranno ben rosolati e portate in tavola con qualche fettina di limone per guarnizione.

Pollo alla cacciatora

Difficoltà   ✖✖✖
Tempo   ⏱⏱⏱
Costo   💰💰

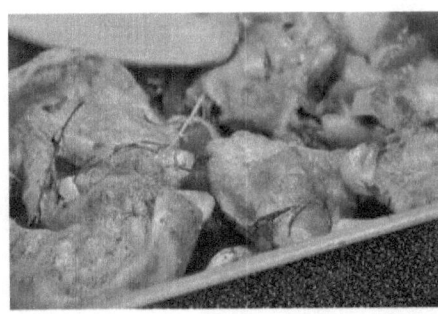

Ingredienti :
- ½ pollo
- 2 spicchi di aglio
- ½ bicchiere di vino bianco
- olio, sale e pepe

Preparazione :

Tagliate il pollo a pezzi, mettete due cucchiai d'olio e due spicchi d'aglio in padella e fate soffriggere, aggiungete i pezzi di pollo e fateli rosolare bene a fiamma alta; a questo punto, quando vedete che il pollo è ben rosolato, aggiungete il vino, diminuite la fiamma, coprite con un coperchio e fate continuare la cottura a fuoco medio per un'ora.

Pollo alla Marengo

Difficoltà ✖✖✖✖
Tempo 🕐🕐🕐
Costo 💰💰

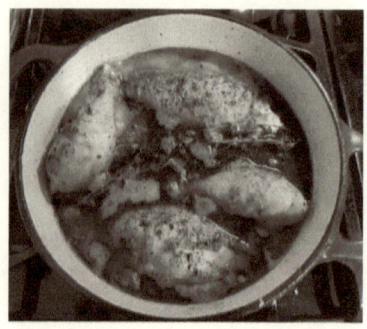

Ingredienti :
- ½ pollo
- 30 grammi di burro
- 1 cucchiaio di farina
- ½ bicchiere di vino bianco
- ½ litro di brodo di carne

Preparazione :

Tagliate il pollo a pezzi e rosolatelo in pentola con il burro, quando avrà preso colore aggiungete gradatamente il vino e la farina, una volta rappreso aggiungete il brodo, mettete il coperchio e fate cuocere per un'ora prima di portare in tavola versate nel tegame un limone spremuto.

Pollo disossato

Difficoltà ✗✗✗✗
Tempo ☺☺☺☺
Costo 💰💰💰💰

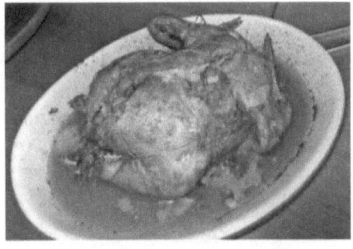

Ingredienti :
- 1 pollo
- 50 grammi di parmigiano
- 3 uova sode
- 1 etto di fontina
- 1 etto di prosciutto cotto
- 1 pugno di mollica di pane

Preparazione :

Comprate un pollo e fatevelo disossare dal macellaio. In una terrine mettete il parmigiano grattato, la fontina tagliata a cubetti, due uova sode tagliate a fettine il prosciutto cotto a dadini ora aggiungete la mollica sbriciolata un uovo intero a crudo e rimestate bene il composto, a questo punto riempite il pollo con il composto con ago e spago richiudete il pollo e poi mettetelo a bollire in acqua salata per due ore. Una volta cotto il pollo deve essere freddato, meglio se in frigo, e tagliato a fettine.

Pollo fritto

Difficoltà	⚒⚒⚒⚒
Tempo	🕐🕐🕐🕐
Costo	💰💰💰💰

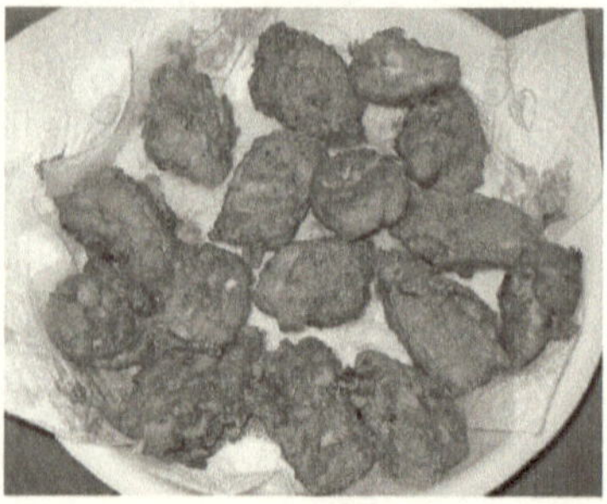

Ingredienti :

- ½ pollo
- 2 spicchi di aglio
- 3 uova sode
- 1 etto di pane grattato
- 1 uovo
- olio, sale e pepe

Preparazione :

Tagliate il pollo a pezzi, mettetelo in una terrina e conditelo con olio, sale, pepe ed il succo di un limone; lasciate riposare per un'ora. Sbattete un uovo in un piatto, ora passate tutti i pezzi di pollo prima nell'uovo sbattuto e poi nel pane grattato e metteteli in pentola a friggere a fiamma alta, girate con un cucchiarella di legno finché non sono ben rosolati poi diminuite la fiamma e fate continuare la cottura per cuocere bene l'interno del pollo.

Polpette in padella

Difficoltà ✹✹✹
Tempo ⏱⏱⏱⏱
Costo 💰💰💰

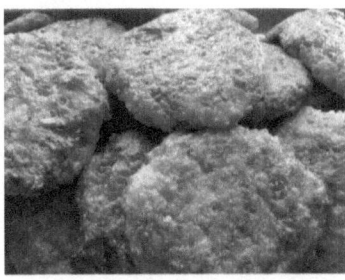

Ingredienti :

- 3 etti di magro di vitella tritato
- 1 etto di prosciutto cotto o crudo
- 1 uovo
- 30 grammi di parmigiano
- 2 cucchiai di olio
- 30 grammi di burro

Preparazione :

Mescolate bene la carne tritata con il prosciutto , cotto o crudo a vostro piacimento , ma comunque anch'esso tritato , inglobate un uovo crudo intero ed il parmigiano; con quest'impasto formate delle polpettine che andranno poi in padella con olio e burro fino a cottura.

Polpettine impanate

Difficoltà ✹✹✹✹
Tempo ⏱⏱⏱⏱
Costo 💰💰💰💰

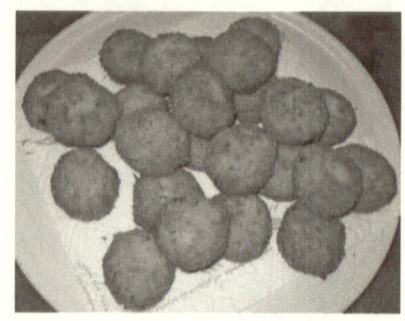

Ingredienti :
- 3 etti di magro di vitella tritato
- 1 etto di prosciutto cotto o crudo
- 2 uova
- 30 grammi di parmigiano
- 2 cucchiai di olio
- 30 grammi di burro
- 1 etto di pangrattato

Preparazione :

Mescolate bene la carne tritata con il prosciutto , cotto o crudo a vostro piacimento, ma comunque anch'esso tritato, inglobate un uovo crudo intero ed il parmigiano; con quest'impasto formate delle polpettine che andranno passate prima nell'uovo sbattuto e poi nel pan grattato per finire in padella con olio e burro fino a cottura.

Rollè di vitella

Difficoltà � ✗ ✗ ✗
Tempo   ⏱ ⏱ ⏱ ⏱
Costo   💰 💰 💰 💰

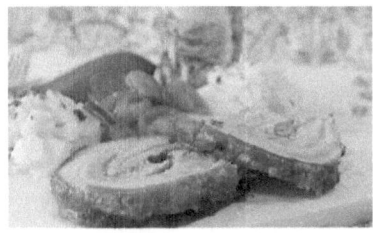

Ingredienti :

- ½ chilo di fesa di vitello
- 2 uova
- 1 etto di prosciutto cotto
- ½ bicchiere di vino
- 30 grammi di parmigiano grattato

Preparazione :

Per prima cosa fate una semplicissima frittata con le due uova, quindi stendete su un ripiano la fesa di vitella e poggiateci sopra la frittata, mettere ora il prosciutto cotto sulla frittata, cospargete con il parmigiano grattugiato ed alla fine avvolgete la fesa su se stessa in modo tale da contenere bene il ripieno; con uno spago da cucina legate bene il tutto e passate alla cottura: Mettete a rosolare uno spicchio d'aglio in padella con due cucchiai d'olio d'oliva ed una noce di burro, appena l'aglio prende colore mettete la carne, fatela rosolare girandola spesso, quando avrà preso un bel colore aggiungete il vino, coprite e fate cuocere per un ora e mezzo.

Salsicce con patate al forno

Difficoltà ⚒⚒⚒
Tempo 🕐🕐🕐
Costo 💰💰

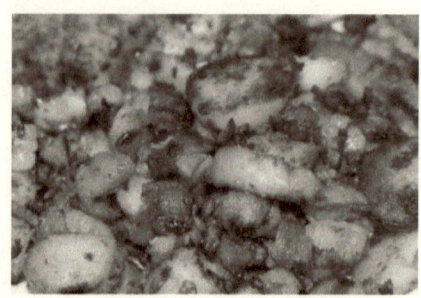

Ingredienti :

- 4 salsicce
- 4 patate
- 1 spicchio di aglio
- 2 cucchiai di olio
- 1 rametto di rosmarino

Preparazione :

Ungete leggermente un contenitore in pirex, mettetevi dentro quattro salsicce taglia a pezzi, unite ora quattro belle patate tagliate a pezzi più o meno della grandezza delle salsicce, uno spicchio d'aglio un rametto di rosmarino, due cucchiai d'olio una piccola spruzzata di vino bianco; mescolate il tutto, mettete al forno a temperatura non troppo elevata e fate cuocere finché non vedete che le patate prendono un bel colore scuro.

Saltimobcca alla romana

Difficoltà ✖✖✖✖
Tempo ☺☺☺☺
Costo 💰💰💰💰

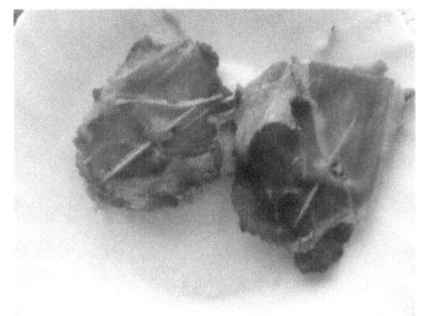

Ingredienti :
- 4 fette di vitella
- 50 grammi di farina
- 50 grammi di prosciutto crudo
- 4 foglie di alloro

Preparazione :

Fate tagliare dal vostro macellaio di fiducia delle sottilissime fettine di noce di vitello, infarinatele e mettetele ordinatamente su un piatto, prendete ora delle fettine di prosciutto crudo rifinitele in modo tale da avere la forma delle fettine di carne ed adagiatele sulle stesse, ponetevi sopra una foglia di alloro, mettete ora un'altra fettina di carne sopra al preparato e fermate il tutto con uno stecchino. Fate cuocere i saltimbocca in burro caldissimo per pochissimi minuti. Potete anche non infarinare la carne, l'importante è sempre usare una vitella tenerissima e cuocere per pochi minuti.

Scamorza ai ferri

Difficoltà 🛠🛠
Tempo 🕐🕐
Costo 💰💰

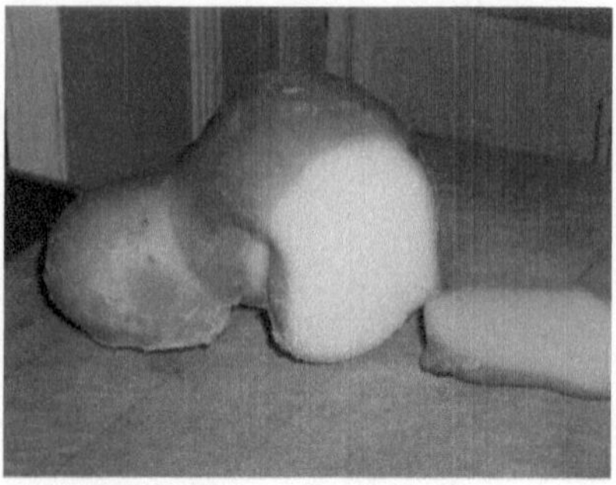

Ingredienti :

- 1 scamorza
- 80 grammi di prosciutto

Preparazione :

Tagliate in due la scamorza e poggiate le due metà su un foglio di carta da forno, mettetele in forno alla massima temperatura fino a quando non le vedrete sciogliersi, tiratele fuori dal forno e dolcemente fatele scivolare nel piatto senza deformarle, quando sono ancora caldissime ponetevi sopra il prosciutto tagliato molto fino e portate in tavola.

Sogliola alla mugnaia

Difficoltà ✗✗✗✗
Tempo ⏱⏱⏱
Costo 💰💰💰💰

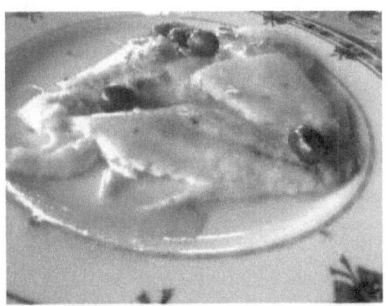

Ingredienti :
- 2 filetti di sogliola
- 50 grammi di burro
- 1 etto di farina
- 1 limone

Preparazione :

Per prima cosa bisogna chiarificare il burro; questa operazione consiste nel far soffriggere il burro a temperatura bassissima vedrete che dopo qualche minuto il burro si separerà in due parti , una chiara e trasparente e l'altra schiumosa; che togliete delicatamente la parte schiumosa e conservate la parte trasparente che ha la proprietà di friggere senza bruciare. Infarinate bene i filetti di sogliola pigiando con le mani e metteteli nel burro ben caldo, fateli dorare da entrambe le parti e versate a fine cottura il socco del limone.

Spezzatino alla birra

Difficoltà ⚒⚒
Tempo 🕐🕐🕐
Costo 💰💰💰

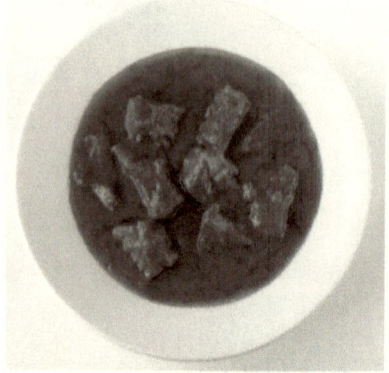

Ingredienti :

- 400 grammi di polpa di manzo
- 200 ml di birra scura
- 1 cucchiaio di olio
- sale e pepe qb

Preparazione :

Questo è un piatto veloce da fare al microonde che sicuramente non vi deluderà. Mettete la carne tagliata a cubetti di circa due centimetri in un contenitore di pirex, aggiungete l'olio ed un pochino di birra; mettete in forno a media potenza e fate cuocere per 20 minuti aggiungendo lentamente la birra residua, servite ben caldo accompagnando ad una birra ben corposa.

Spiedini di carne

Difficoltà ✹✹✹
Tempo ⏰⏰⏰
Costo 💰💰💰💰

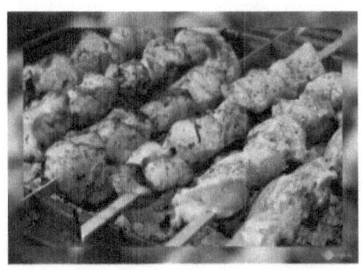

Ingredienti :

- 1 salsiccia
- 1 petto di pollo
- 100 grammi di vitella
- 100 grammi di polpa di maiale
- 100 ml di pancetta

Preparazione :

Prendete un grosso stecchino da spiedo , tagliate tutta la carne in pezzi della stessa dimensione, infilateli ora nello spiedo alternando i vari tipi, cospargete di pepe e sale, ungete con pochissimo olio e mettete in forno nella posizione grill fino a completa cottura.

Spigola al sale

Difficoltà ✖✖
Tempo ⏱⏱⏱
Costo 💰💰💰💰

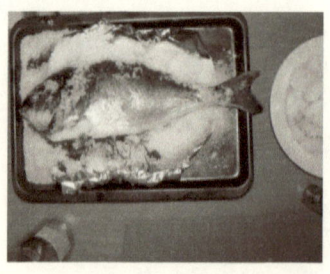

Ingredienti :
- 1 spigola da 800 grammi
- 1 chilo di sale grosso
- 1 spicchio di aglio
- ½ limone
- 2 cucchiai di olio

Preparazione :

Fate pulire la spigola raccomandandovi di non squamarla. Ponete all'interno l'aglio, il limone e l'olio; mettete un foglio di carta da forno su di una teglia e versateci metà del sale adagiatevi la spigola e copritela con il sale rimanente. Rigirate la carta da forno in modo tale incartare il tutto e mettete nel forno alla massima potenza per 45 minuti. Al momento di servire rompete il blocco di sale, spolverate con un pennello l'eventuale sale rimasto adesso alla spigola e portate in tavola.

Tartara di carne

Difficoltà ✖✖✖✖
Tempo 🕐🕐🕐🕐
Costo 💰💰💰💰

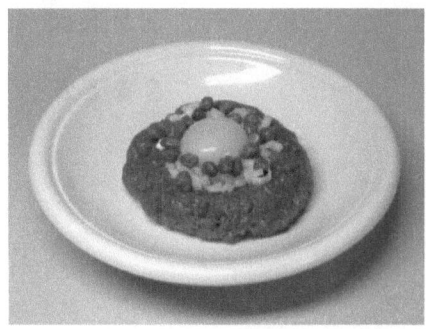

Ingredienti :
- 300 grammi di filetto di manzo
- 2 uova
- 1 cucchiaio di salsa Worcester
- 2 pizzichi di pepe
- 2 cucchiai di olio
- 1 limone

Preparazione :

Fate tritare bene la carne dal vostro macellaio, mettetela in una terrina, aggiungete la salsa Worcester, l'olio, il succo di un limone , il pepe , un pizzico di sale; mescolate molto bene con una forchetta e mettete a macerare in frigo per un'ora. Dividete in due la carne e con le mani fate due grosse polpette ,disponetele ciascuna di queste al centro dei piatti di portata, con la mano fate un incavo al centro, come il cratere di un vulcano e disponeteci un uovo intero sgusciato un pizzico di pepe per guarnire e portate in tavola.

Tartara di tonno

Difficoltà � ло ло ло
Tempo ⏱ ⏱ ⏱
Costo 💰 💰 💰 💰

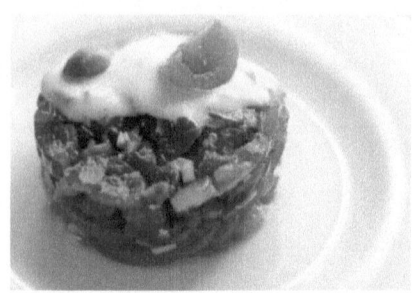

Ingredienti :

- 1 filetto di tonno di 300 grammi
- 1 arancia
- 1 limone
- pepe ed olio

Preparazione :

Comprate un filetto di tonno fresco, assicuratevi abbia subito il trattamento di abbattimento e tagliatelo a cubetti regolari e piccoli, grattate la buccia di un'arancia e versatela sul salmone, versate ora il succo dell'arancia, una bella manciata di pepe nero, mezzo limone a fettine sottilissime e quattro cucchiai d'olio d'oliva, mescolate e lasciate riposare per una mezz'ora prima di servire a tavola.

Uova al bacon

Difficoltà ✖✖✖
Tempo ⏱⏱
Costo 💰💰

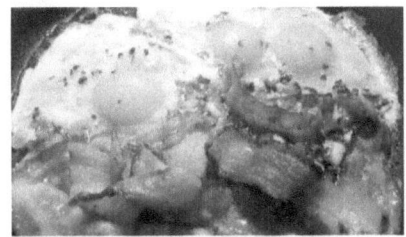

Ingredienti :
- 4 uova
- 1 etto di bacon
- 30 grammi di burro

Preparazione :

Per prima cosa dividete gli albumi dai tuorli; ora fate sciogliere il burro in una padella, non appena inizia a friggere aggiungetevi le fettine di bacon. Dopo qualche istante vedrete che inizieranno a raggrinzirsi, aspettate ancora un paio di minuti e versate i quattro albumi, appena questi cominciano a diventare coagulare aggiungete i quattro tuorli, fate cuocere due minuti e servite in tavola.

Uova sode affogate al formaggio

Difficoltà ⚒⚒⚒
Tempo 🕐🕐
Costo 💰💰

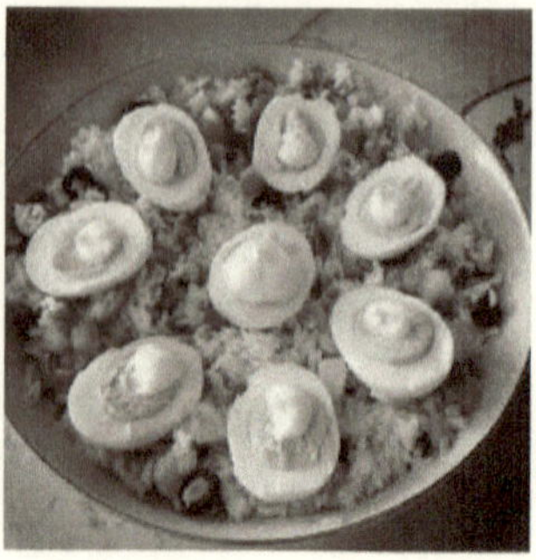

Ingredienti :

- 4 uova
- aceto o limone
- 4 sottilette
- 30 grammi di parmigiano grattato

Preparazione :

Mettete a bollire dell'acqua salata con un poco di aceto o limone, quando inizia a bollire mettete la fiamma al minimo, versate ora con delicatezza un uovo, la presenza dell'aceto o del limone facilita la coagulazione dell'albume, fate bollire sempre a fiamma bassissima per tre minuti quindi con una cucchiarella bucata togliete l'uovo dall'acqua e mettetelo ad asciugare. Preparate come descritto quattro uova e mettetele in un contenitore da forno, poggiate una sottiletta su ogni uovo, cospargete con parmigiano grattato e mettete in forno con funzione grill per il tempo giusto necessario a sciogliere il formaggio.

Uova sode al prosciutto

Difficoltà ✖✖
Tempo ⏰⏰
Costo 💰💰

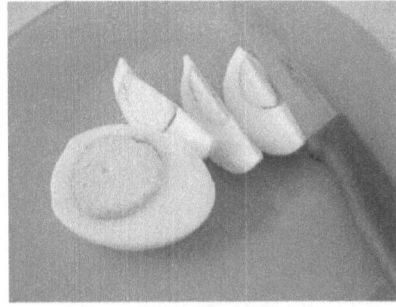

Ingredienti :

- 3 uova
- 1 etto di prosciutto cotto
- 4 cucchiai di maionese
- 1 cucchiaio di olio di oliva

Preparazione :

Fate bollire le uova in acqua salata per 10 minuti dal momento che inizia il bollore, poi mettete sotto l'acqua corrente per raffreddarle e poterle sgusciare più facilmente; tagliate le uova a metà, frullate con un mixer il prosciutto cotto, mettete i tuorli in una terrina, unite il prosciutto, l'olio e la maionese. Con una forchetta tritate e mescolate bene il tutto, assaggiate per sapere se è il caso di aggiungere del sale e poi riempite i mezzi albumi con il composto Mettete mezz'ora in frigo prima di servire a tavola.

Uova sode al tartufo

Difficoltà ⚒⚒
Tempo 🕐🕐
Costo 💰💰💰💰

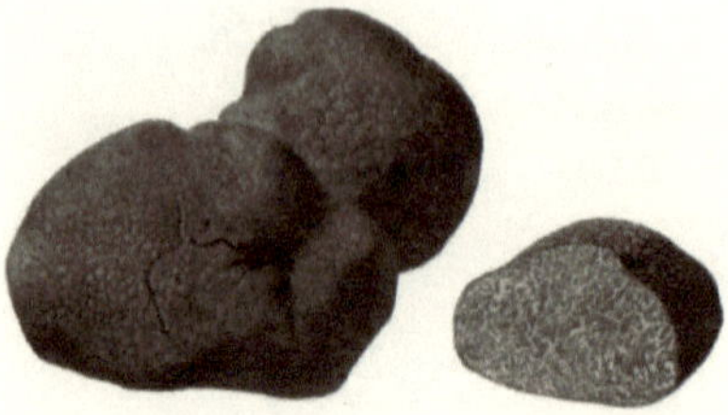

Ingredienti :

- 4 uova
- 1 tartufo
- 2 cucchiai di olio
- 10 grammi di parmigiano grattato

Preparazione :

Mettete a bollire in acqua salata 4 uova, mettetele poi a freddare sotto acqua fredda corrente per facilitare la sbucciatura; tagliatele poi in due metà, prendete ora gli otto mezzi tuorli e in una terrina schiacciateli con la forchetta, aggiungete ora un pochino di tartufo grattugiato, due cucchiai d'olio ed un poco di parmigiano; mischiate bene il tutto e rimettetelo negli otto albumi sodati. Mettete su ogni uovo una spolverata di tartufo: mezz'ora in frigo e portate in tavola.

Uova sode al tonno

Difficoltà � ✘
Tempo ☉☉
Costo 👛 👛

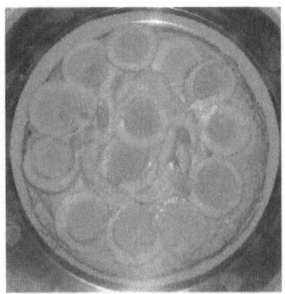

Ingredienti :
- 3 uova
- 150 grammi di tonno
- 4 cucchiai di maionese
- 1 cucchiaio di olio di oliva

Preparazione :

Fate bollire le uova in acqua salata per 10 minuti dal momento che inizia il bollore, poi mettete sotto l'acqua corrente per raffreddarle e poterle sgusciare più facilmente; tagliate le uova a metà, mettete i tuorli in una terrina, unite il tonno, l'olio e la maionese. Ora con una forchetta tritate e mescolate bene il tutto, assaggiate per sapere se è il caso di aggiungere del sale e poi riempite i mezzi albumi con il composto. Mettete mezz'ora in frigo prima di servire a tavola.

Uova sode con i gamberi

Difficoltà ✹✹✹
Tempo ◔◔◔
Costo 💰💰💰

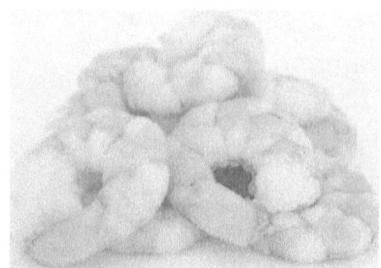

Ingredienti :
- 3 uova
- 1 etto di gamberetti
- 4 cucchiai di maionese
- 1 cucchiaio di olio di oliva

Preparazione :

Fate bollire le uova in acqua salata per 10 minuti dal momento che inizia il bollore, poi mettete sotto l'acqua corrente per raffreddarle e poterle sgusciare più facilmente; tagliate le uova a metà, frullate con un mixer i gamberetti lessati e sgusciati lasciandone 6 da parte, mettete i tuorli in una terrina, unite i gamberetti tritati, l'olio e la maionese. Ora con una forchetta tritate e mischiate bene il tutto, assaggiate per sapere se è il caso di aggiungere del sale e poi riempite i mezzi albumi con il composto e guarnite ogni mezzo uovo con un gamberetto, mettete mezz'ora in frigo prima di servire a tavola.

Uova sode con salsiccia

Difficoltà ⚒⚒⚒
Tempo 🕐🕐🕐
Costo 💰💰

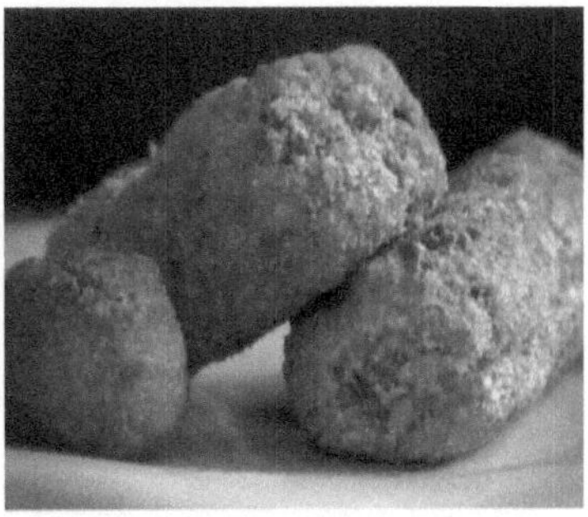

Ingredienti :

- 4 uova
- 2 salsicce
- 50 grammi di pane grattato

Preparazione :

Fate bollire quattro uova e sgusciatele, prendete ora due salsicce macinate, togliete la pelle e con le mani stendete le salsicce come se fosse una pasta; a questo punto sempre con le mani cercate di avvolgere le uova sode con la salsiccia, completata l'opera passate le uova ricoperte di salsiccia prima nell'uovo e poi nel pane grattato, mettetele in una padella con l'olio e fate friggere finché non si saranno ben dorate, buon appetito e buon colesterolo !

Uova strapazzate al prosciutto

Difficoltà ✹✹✹
Tempo ◷◷◷
Costo 💰💰

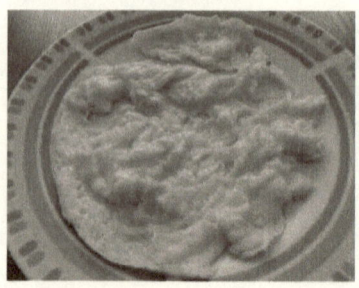

Ingredienti :

- 4 uova
- 1 etto di prosciutto cotto
- 30 grammi di burro

Preparazione :

Tagliate a pezzettini il prosciutto, mettete ora il burro in padella e quando comincia a friggere versate li prosciutto, attendete giusto un minuto e versate le quattro uova; con un cucchiaio di legno spezzettate le uova durate la cottura, strapazzatele per bene e se necessario aggiungete un pizzico di sale prima di portarle in tavola.

Vitello tonnato

Difficoltà ✹✹✹✹
Tempo ⏱⏱⏱⏱
Costo 💰💰💰💰

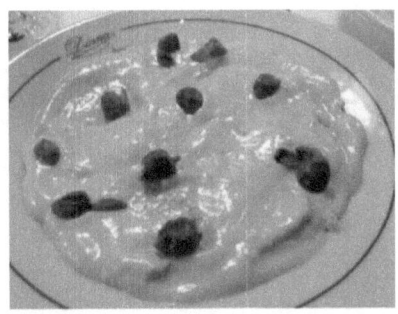

Ingredienti :
- 1 girello di vitella
- 400 grammi di tonno
- ½ litro di vino bianco
- 200 grammi di maionese

Preparazione :

Prendete un girello di vitella da mezzo chilo, pulite bene l'esterno con un coltellino molto affilato e mettetelo in una pentola della giusta dimensione , aggiungete 400 grammi di tonno sottolio, rigorosamente da barattolo di vetro, con la forchetta sminuzzate il tonno, aggiungete mezzo litro di vino bianco in modo da coprire quasi totalmente il tutto, mettete il coperchio e fate bollire a fuoco lentissimo per due ore, il vino deve evaporare lentamente ma attenzione a non farlo asciugare troppo. Lasciate riposare finché non sia ben freddo, levate il girello dalla pentola e tagliatelo a fettine sottilissime, nel frattempo con il mixer frullate il tonno fino a renderlo cremoso, aggiungete della maionese, amalgamate il tutto e versatelo sulle fettine di girello.

I contorni

Bombe di patate

Difficoltà ✖✖✖
Tempo ⏲⏲⏲
Costo 💰💰

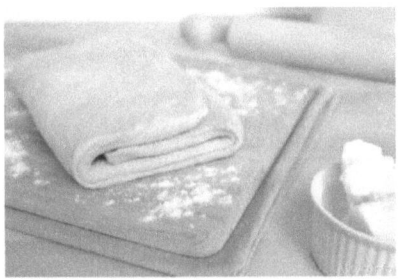

Ingredienti :

- 4 patate
- 50 grammi di parmigiano
- 1 uovo
- 1 confezione di pasta sfoglia
- 150 grammi di mozzarella
- 100 grammi di prosciutto cotto

Preparazione :

Fate bollire quattro patate, sbucciatele e passate con lo schiacciapatate, aggiungete 50 grammi di parmigiano grattugiato ed un uovo sbattuto; con un matterello create una sfoglia molto spessa, con un bicchiere ricavate dei dischi, poi mettete da parte metà di questi dischi; ora prendete 150 grammi di mozzarella e 100 grammi di prosciutto cotto tritate tutto molto finemente e ricavatene delle porzioni tali da entrare comodamente nei dischi che avete preparato,a questo punto coprite tutti i dischi con quelli che avete messo da parte, serrate molto bene i bordi e fate friggere nell'olio d'oliva per qualche minuto.

Cacioimperio

Difficoltà ✵✵
Tempo ⏰⏰
Costo 💰💰

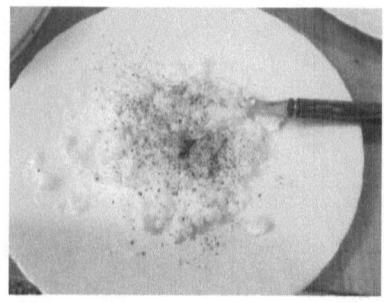

Ingredienti :

- 2 etti di fontina
- 50 grammi di burro
- 2 rossi d'uovo
- ½ litro di latte

Preparazione :

Tagliate la fontina in dadini e mettetela in infusione nel latte per un paio d'ore, scolatela e mettetela in un tegame con il burro fuso, rimestate a fuoco bassissimo, aggiungete i due tuorli d'uovo e qualche cucchiaiata di latte per renderla soffice; versate nei piatti e se gradite potete insaporire con del tartufo grattugiato.

Crocchette di patate

Difficoltà ⚒⚒
Tempo 🕐🕐
Costo 💰💰

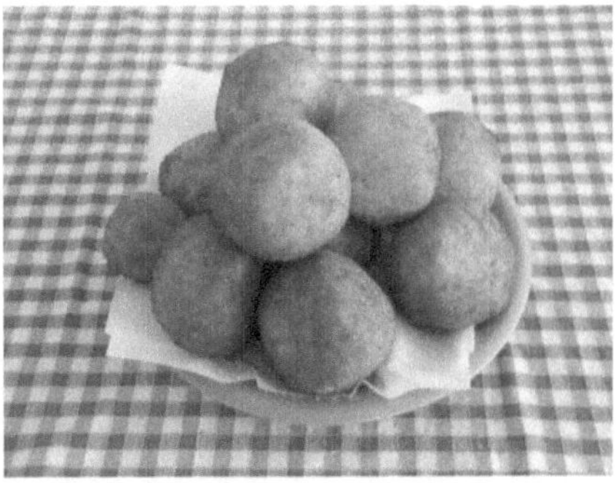

Ingredienti :

- ½ chilo di patate
- 1 uovo
- 1 etto di pane grattato
- olio

Preparazione :

Fate bollire le patate, pulitele e frantumatele bene con un passapatate o con una forchetta e salatele, con le mani formate ora dei cilindretti lunghi circa 5 centimetri e larghi un paio, passateli nell'uovo sbattuto e poi nel pane grattato quindi fate friggere in abbondante olio.

La patata lessa

Difficoltà ✖✖
Tempo ◷◷◷
Costo 💰

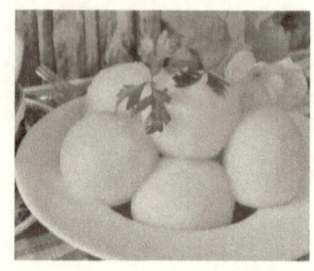

Ingredienti :
- 1 chilo di patate
- salse a vostro piacimento

Preparazione :
Nella sua semplicità la patata lessa è una vera leccornia, sulla base della semplice patata bollita potete unire tante di quelle salse che le ricette non finiscono più; prendete per prima cosa delle patate tutte della stessa grandezza in modo tale che la cottura sia uguale per tutte, fatele bollire fino a quando non vedete che uno stuzzicadenti entra perfettamente e senza fatica nella patata, toglietele dall'acqua e spellatele quando sono ancora calde; tagliatele a grosse fette o se preferite a pezzi e conditele a vostro piacimento: olio, sale e pepe è un classico semplice, ma da non sottovalutare, possiamo metterci della salsa tartufata, c'è chi le preferisce fredde con la maionese, ma sempre fredde con del tonno in scatola (mi raccomando contenitore di vetro) fatto a pezzetti non sono male. Tra le tante proposte vorrei citare quella con yogurt e spezie a vostro piacimento; oppure mescolatele a pezzettini di provola affumicata e speck; una variante è quella di sostituire lo speck con del salmone affumicato, come vedete potete sbizzarrirvi come vi pare e farete sempre una bella figura.

Patate e pancetta

Difficoltà ✯✯✯
Tempo ☉☉☉
Costo 💰💰

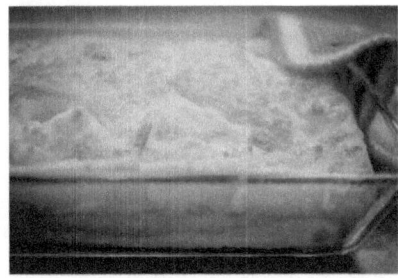

Ingredienti :
- 4 patate
- 1 etto di pancetta
- pepe

Preparazione :

Sbucciate quattro belle patate, tagliatele a pezzi e mettetele a bollire con acqua salata, appena diventano morbide toglietele dall'acqua, (non devono lessarsi completamente, devono essere solo sbollentate), mettetele in un pirex, unite cento grammi di pancetta a cubetti, mischiate con un cucchiaio di legno e mettete in forno molto caldo fino a quando non vedete che si forma una bella crosta, prima di servire a tavola controllate se serve un pochino di sale, perché la pancetta e già salata per suo conto.

Purè di patate

Difficoltà ✹✹
Tempo ⏱⏱⏱
Costo 💰

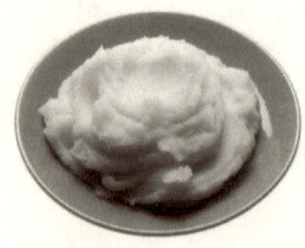

Ingredienti :
- ½ chilo di patate
- 20 grammi di burro

Preparazione :

Fate bollire mezzo chilo di patate, sbucciatele e schiacciatele, aggiungete cento grammi di latte ben caldo, 20 grammi di burro a temperatura ambiente ed una bella manciata di parmigiano mescolate bene con un cucchiaio di legno e portate in tavola. Per renderlo più goloso potete aggiungere della panna da cucina ed una grattatina di noce moscata.

Ricotta al gratin

Difficoltà ✹✹✹
Tempo ☺☺☺
Costo 💰💰

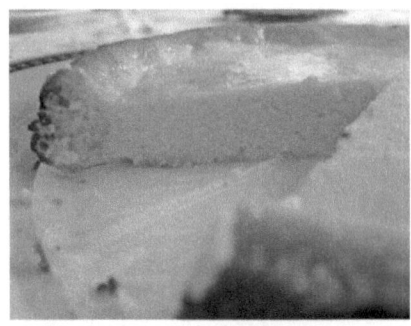

Ingredienti :
- 200 grammi di ricotta
- 500 grammi di farina
- ½ bicchiere di latte
- 2 cucchiai di parmigiano grattato
- 20 grammi di prosciutto
- 20 grammi di burro
- 1 uovo

Preparazione :

Mettete in una terrina la farina e l'uovo, mescolate con un cucchiaio di legno, aggiungete la ricotta e diluite con il latte. A questo punto unite il parmigiano ed il prosciutto sminuzzato con il coltello. Imburrate con le mani un contenitore di pirex versatevi il preparato, mettete in forno e quando sarà colorito portatelo in tavola.

Sformato di patate

Difficoltà ✖✖✖
Tempo ⏱⏱⏱⏱
Costo 💰💰

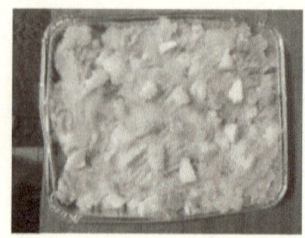

Ingredienti :
- 50 grammi di burro
- 1 chilo di patate
- 1 etto di prosciutto cotto
- 3 uova
- 1 mozzarella da 125 grammi
- 30 grammi di burro
- 50 grammi di parmigiano

Preparazione :
Ungete accuratamente un contenitore di pirex con del burro, nel frattempo mettete a bollire un chilo di patate e toglietele dalla cottura appena vedete che uno stuzzicadenti penetra facilmente nella patata; sbucciatele quando sono ancora calde e schiacciatele grossolanamente con una forchetta, unite un uovo sbattuto, cento grammi di prosciutto cotto tagliato spesso a pezzetti, due uova sode tagliate a fettine, cento grammi di mozzarella, una grattugiata di noce moscata, 50 grammi di burro a pezzetti a temperatura ambiente, 50 grammi di parmigiano grattato. Mescolate il tutto con cura versate nel pirex e schiacciate con una forchetta, mettete in forno mezz'ora e a fine cottura accendete il grill per qualche minuto in modo da dare una bella doratura sulla superficie. E un piatto decisamente sostanzioso che può essere mangiato sia caldo che freddo.

I dolci

Banane flambè

Difficoltà	⚒⚒⚒
Tempo	🕐🕐
Costo	💰💰

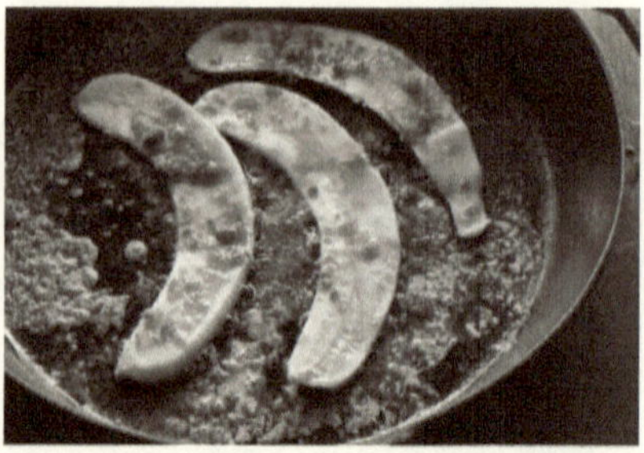

Ingredienti :

- 2 banane
- ½ bicchiere di rum
- 1 arancia
- 30 grammi di burro
- Zucchero di canna qb

Preparazione :

Versate il succo dell'arancia in un pirex, aggiungete il burro e mettete sul fuoco, non appena comincia a caramellare aggiungete il burro. Pulite le banane e tagliatele nel senso della loro lunghezze ed adagiatele sul pirex mettetele nel pirex e fate cuocere girandole più volte; aggiungete ora il rum, o se preferite altro liquore e fate prendere fuoco per qualche secondo. Adagiate le banane senza romperle in un piatto da portata, emulsionate il liquido di cottura e versatelo sulle banane; portate in tavola le banane ben calde.

Bignè alla crema

Difficoltà ✻✻✻
Tempo ☺☺☺
Costo 💰💰

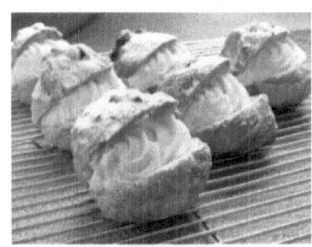

Ingredienti :

- 120 grammi di acqua
- 75 grammi di farina 00
- 60 grammi di burro
- 2 uova
- 1 pizzico di sale
- 2 tuorli
- 60 grammi di zucchero
- 30 grammi di farina 00
- 125 ml di latte intero
- 125 ml di panna
- scorza di limone grattugiata
- ½ bacca di vaniglia
- zucchero a velo per la finitura

Preparazione :

Fate bollire l'acqua, il burro e il sale in una ciotola di pirex. Spento fi fuoco unite la farina setacciata tutta in una volta e mescolate con una frusta, riaccendete il fuoco e fate cuocere mescolando con un cucchiaio di legno per far addensare il tutto. Mettete in una ciotola e lasciate raffreddare. Con uno sbattitore elettrico incorporate le uova, una alla volta. Continuate fino a quando avrete un composto che scende a nastro. Mettete il tutto in una sac à poche con bocchetta da 15 mm e formate tante piccole noci di impasto su una teglia rivestita di carta forno. Mettete nel nel forno già caldo a 180° per circa 25-30 minuti. Ora fate raffreddare a temperatura ambiente. In un pirex lavorate i tuorli con lo zucchero, usando una frusta. Aggiungete a poco a poco la farina, fintanto che il composto risulta omogeneo. Versate poco per volta il latte e la panna bollenti cui con un pizzico di vaniglia e un po' di buccia di limone grattugiata. Mettete sul fuoco sul fuoco, continuando a mescolare, fate sobbollire per 3-4 minuti. Versate ora la crema in una terrina e lasciatela raffreddare. Mettete la crema in una sac à poche con una piccola bocchetta e utilizzatela per farcire i bigné praticando un piccolo foro sul fondo. Spolverizzate con zucchero a velo e servite.

Biscotti ai fichi

Difficoltà ⚒⚒⚒⚒
Tempo 🕐🕐🕐
Costo 💰💰

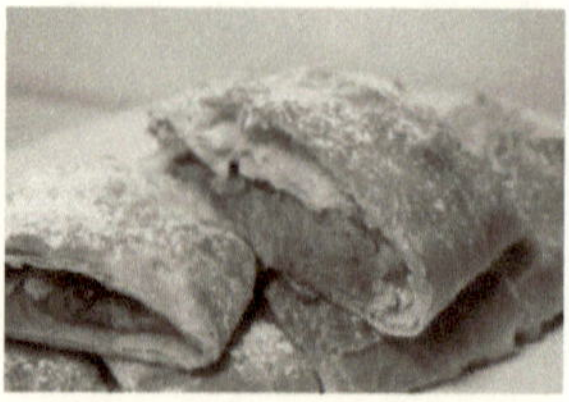

Ingredienti :

- 120 grammi di miele
- 6 cucchiai di succo di mela
- 4 cucchiai di succo di arancia
- 350 grammi di fichi secchi
- 40 grammi di pinoli
- 2 cucchiaini di scorza di limone grattugiata
- 460 grammi di farina
- qb grammi di farina per la lavorazione
- 100 grammi di zucchero
- ¼ cucchiaio di sale
- 2 uova
- 6 cucchiai di latte
-

Preparazione :

Tritate grossolanamente i fichi ed i pinoli, in un pirex scaldate la frutta secca, il miele ed il succo d'arancia, aggiungete ora la scorza di limone e fate raffreddare. Mettete in un mixer la farina lo zucchero ed il sale aggiungete le uova, quando è ben amalgamato trasferitelo su di un piano infarinato lavoratelo con le mani,, avvolgetelo con una pellicola e mettetelo i n frigo per 40 minuti. Stendete ora la pasta fino ad ottenere un rettangolo di circa 20 centimetri di lato, versate ora l'impasto al centro del rettangolo come una grossa striscia, umettate i bordi della pasta con un pochino d'acqua e riunite i lembi per formare un rotolo. Tagliate ora il rotolo in tronchetti di qualche centimetro; mettete i tronchetti ottenuti in una teglia da forno e fate cuocere a 180 gradi per 20 minuti, sfornate fate raffreddare e cospargete con zucchero a velo.

Creme caramel

Difficoltà ✘✘
Tempo ⏰⏰⏰
Costo 💰💰💰

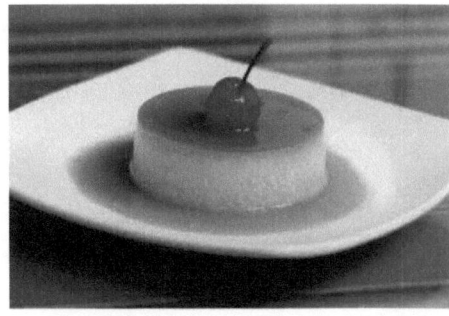

Ingredienti :
- 450 grammi di latte
- 120 grammi di zucchero
- Un tuorlo
- Quattro uova
- 150 grammi di panna

Preparazione : Versate il latte in una ciotola e portatelo a bollore .Una volta raggiunto il bollore, spegnete e lasciate in infusione per mezz'ora. Trascorso questo tempo, mescolate e tenete un attimo da parte. In una ciotola a parte sbattete le uova con lo zucchero. A questo punto versate lentamente a filo il composto di latte e panna, filtrandolo attraverso un colino poi mescolate ancora con una frusta per ottenere un composto omogeneo . Distribuite il composto ottenuto all'interno aiutandovi con un mestolo . Versate dell'acqua bollente nella teglia fino a coprire un terzo degli stampini . Cuocete quindi a bagnomaria per circa 50 minuti. Una volta cotti, lasciate intiepidire e trasferite gli stampini in frigorifero a raffreddare per almeno 4 ore. Trascorso il tempo di raffreddamento, sformate i creme caramel aiutandovi con la lama di un coltellino per staccare meglio dai bordi e servite

Crepes burro e zucchero

Difficoltà ✖✖✖✖
Tempo ⏲⏲
Costo 💰💰

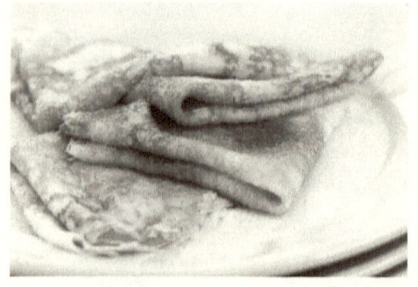

Ingredienti :

- 150 grammi di farina
- 2 uova
- 25 cl di latte
- sale
- olio

Preparazione :

Versate la farina in una grande ciotola, fate un pozzo. Rompere le uova, mescolate lentamente con il latte senza formare grumi. Aggiungere l'olio e il sale, mescolate bene, lasciate riposare 1 ora a temperatura ambiente. Versate mezzo mestolo di impasto nella padella calda e cuocete finché i bordi sono staccati (circa 30 sec). Capovolgete, cuocete l'altro lato e fatelo scivolare su un piatto. Mettete del burro sulla crepe ancora calda e spolverate con dello zucchero.

Crostata alla frutta senza cottura

Difficoltà ✖✖✖
Tempo ☺☺☺☺
Costo 💰💰

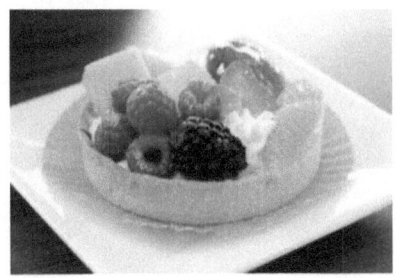

Ingredienti :
- 150 grammi di biscotti
- 50 grammi di burro
- 1 cucchiaio di miele
- 1 etto di panna fresca
- 1 etto di formaggio cremoso
- 40 grammi di zucchero a velo
- frutta fresca qb

Preparazione :

Mettete in un mixer i biscotti, il miele ed il burro; frullate benissimo il tutto per ottenere una polvere finissima. Prendete ora uno stampo versatevi il contenuto del mixer e con le mani pigiate bene in modo da rivestire bene la base e parte dei bordi; mettete in frigo per trenta minuti. Mentre lo stampo di solidifica preparate la crema: versate in un pirex la panna, il formaggio e lo zucchero; lavoratelo bene con una frutta fino ad ottenere una massa cremosa. Togliete dal frigo lo stampo, versatevi la crema e ricoprite con la frutta fresca bel lavata e tagliata. Mettete in frigo per un'ora prima di servire a tavola.

Crostata alla frutta

Difficoltà ✼✼✼✼
Tempo ⏲⏲⏲
Costo 💰💰

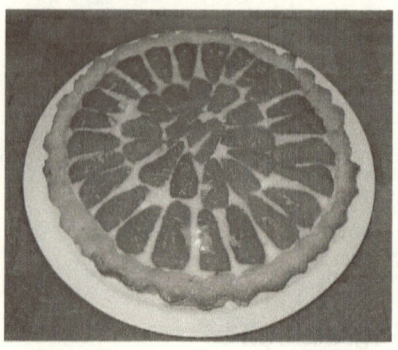

Ingredienti :

- 150 grammi di farina
- 80 grammi di burro
- 80 grammi di zucchero
- 2 uova
- 1 limone
- frutta varia : uva, fragole, arance, mandarini ...

Preparazione :

Impastate la farina con il burro, 40 grammi di zucchero, un tuorlo ed il limone grattugiato e poi lasciate riposare per un paio d'ore; in un pentolino, a fuoco bassissimo, sbattete un tuorlo d'uovo con il rimanente zucchero fino ad ottenere una cremina morbida. Imburrate una teglia e coprite il fondo con la pasta, mettete in forno per mezzora quindi versateci sopra la crema e per ultimo la frutta tagliata a pezzi.

Dolce ai marroni

Difficoltà ⚒⚒⚒
Tempo 🕐🕐🕐
Costo 💰💰💰

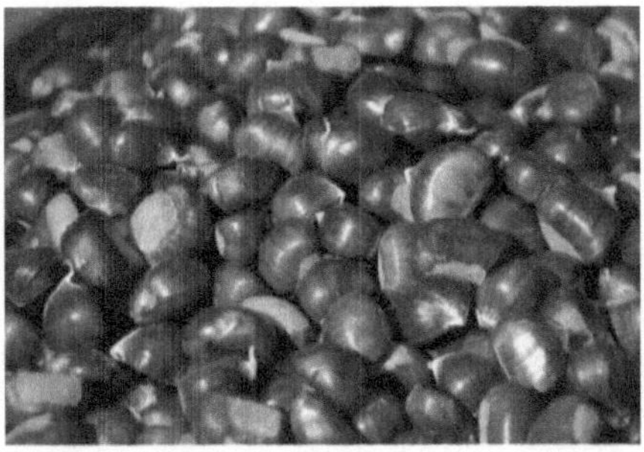

Ingredienti :

- 2 uova
- 50 grammi di zucchero vanigliato
- 15 grammi di farina
- 200 grammi di panna
- 15 grammi di burro
- 4 etti di marroni
- 1 litro di latte
- 1 etto di zucchero

Preparazione :

Per prima cosa preparate la crema inglese lavorando i tuorli delle uova con lo zucchero e la farina, aggiungete la panna e fate cuocere a fuoco bassissimo. Incidete la buccia delle castagne e fatele bollire per un'oretta con il latte, a fine cottura conservate qualche marrone intero e con gli altri fate una purea mischiandoli allo zucchero ed ad un quarto della crema inglese; versate ora in un piatto ricoprite con la crema inglese e mettete a guarnizione i marroni rimasti interi.

Pan di spagna

Difficoltà ⚒⚒⚒
Tempo 🕐🕐
Costo 💰💰💰

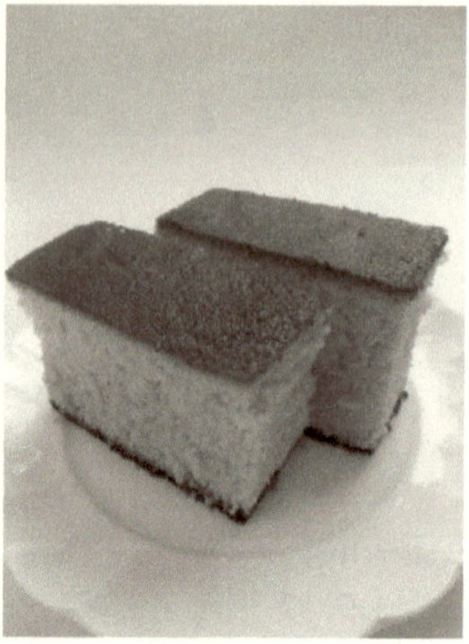

Ingredienti :

- 75 grammi di farina
- 3 uova
- 1 etto di zucchero
- burro qb

Preparazione :

Separa i tuorli dagli albumi e sistemali in due ciotole. Ora lavora i tuorli con lo zucchero aiutandoti con un una frusta per ottenere una cremina spumosa. Monta gli albumi a neve. Quando gli albumi risultano ben montati, incorporali al composto preparato con tuorli e zucchero. Aggiungi poco alla volta la farina ben setacciata in modo da non smontare il composto. Quando il composto risulta ben omogeneo, versalo in uno stampo di circa 15cm, imburrato e infarinato. Ora mettilo in forno a 180° e lascialo cuocere per 40 minuti. Prima di sfornare il Pan di Spagna, lascialo riposare per 10 minuti.

Panna cotta

Difficoltà ✕✕✕
Tempo ◷◷
Costo 💰 💰 💰

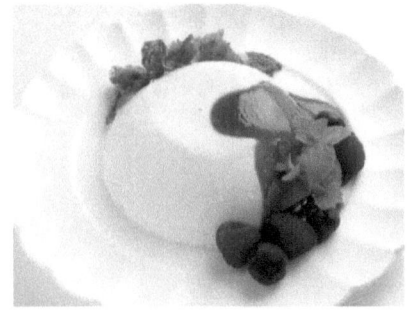

Ingredienti :
- 200 grammi di panna
- 4 fogli di gelatina
- 40 grammi di zucchero
- 1 bacetto di vaniglia

Preparazione :

Fate sciogliere i fogli di gelatina in acqua fredda, versarteli in una ciotola di pirex con la panna, lo zucchero e la vaniglia, mescolate bene e mettete sul fuoco a bassa temperatura; continuate a rimestare continuamente, non appena inizia il bollore spegnete la fiamma.
Prendete degli stampini, bagnateli con acqua fredda e versatevi il tutto; mettete in frigorifero per almeno 4 ore prima di servire in tavola.
La panna cotta può essere consumata come tale oppure può essere guarnita a vostro piacimento con frutta varia.

Torta americana

Difficoltà � ✗✗✗✗
Tempo ⏱⏱⏱⏱
Costo 💰💰💰💰

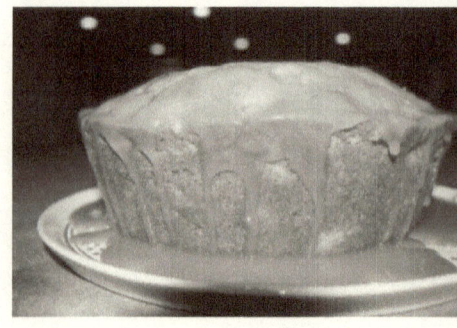

Ingredienti :
- ½ chilo di patate dolci
- 2 cucchiai di zucchero
- 1 uovo
- pane grattugiato
- cannella

Preparazione :

Lessate le patate in acqua zuccherata, scolatele bene e passatele nello schiaccia patate, aggiungete la cannella, lo zucchero ed un tuorlo d'uovo; versate in una teglia imburrata e cosparsa di pane grattugiato quindi spalmare bene la superficie con l'albume sbattuto a neve e mettere in forno a calore medio.

Torta di mele e ricotta

Difficoltà ✵✵✵✵
Tempo 🕐🕐🕐🕐
Costo 💰💰

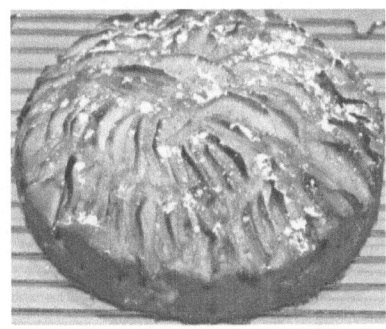

Ingredienti :

- 1 etto di ricotta
- 2 dischi di pan di spagna
- 15 grammi di miele
- 2 mele
- 1 limone
- 30 grammi di zucchero a velo

Preparazione :

Mescolate ricotta con lo zucchero a velo, il succo del limone e la vaniglia. Tagliate una mela e mezzo a dadini e fatela cuocere a fuoco medio con il miele. Mescolate la ricotta con i dadini di mela e mettete da parte. Disponete un disco di pan di spagna su un vassoio, mettetevi il ripieno di ricotta e mele e ricoprite con un altro disco di pan di spagna. Guarnite la superficie con la mela a fettine e caramellata con zucchero di canna e zucchero a velo a piacere.

Torta di mele

Difficoltà ✖✖✖✖
Tempo ⏱⏱⏱⏱
Costo 💰💰

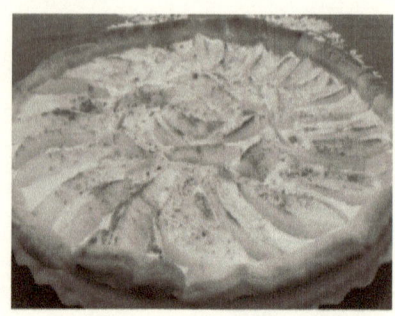

Ingredienti :
- ½ chilo di miele
- 125 grammi di farina
- 2 uova
- 60 grammi di zucchero
- ¼ di latte
- 1 limone

Preparazione :

In una terrina sbattete piano piano le uova con lo zucchero, aggiungete lentamente la farina, la buccia di limone grattugiata ed un poco di latte in modo da ottenere una cremina densa. Imburrate ora una teglia versatevi la crema disponetevi sopra la mela tagliata a fettine sottilissime, spolverate con lo zucchero e mettete in forno moderato per crostare bene la vostra preparazione.

Torta di mele e formaggio

Difficoltà ⚒⚒⚒⚒
Tempo 🕐🕐🕐🕐
Costo 💰💰

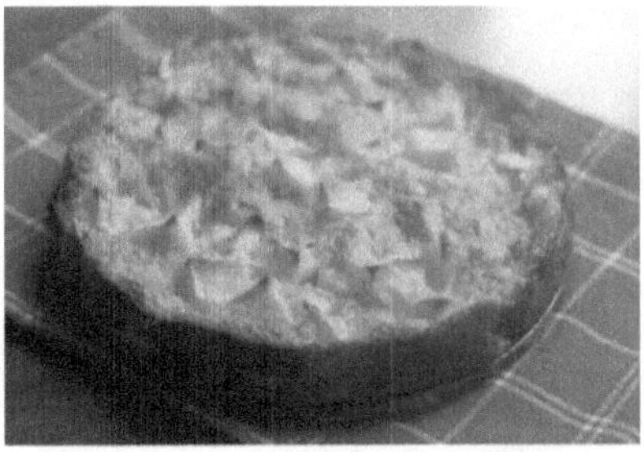

Ingredienti :

- 2 mele golden
- 40 grammi di zucchero
- 25 grammi di burro
- 70 grammi di biscotti
- 1 bustina di gelatina
- 250 grammi di panna liquida

Preparazione :

Sbucciate le mele e togliete il torsolo. Tagliatele a fettine. In un tegame, scaldate 20 g di burro a fuoco lento senza portarlo a ebollizione. Aggiungete le fettine di mele e cuocetele fino a che si ammorbidiscano. Versate 40 g di zucchero e lasciate che il caramello ricopra la frutta fino a raggiungere un colore dorato. Ritirate dal fuoco e mettete da parte. Fate fondere 30 g di burro e metteteli in una ciotola, assieme ai biscotti spezzettati. Mescolate fino ad ottenere un composto omogeneo. Sistemate in uno stampo circolare coprendo tutta la base. In seguito, fate bollire la panna, 40 g di zucchero e il formaggio quark. Aggiungete al composto ottenuto la gelatina. Versate nello stampo e lasciate raffreddare in frigorifero per 6 ore. Togliete la torta dal frigorifero e copritela con le fettine di mela disegnando un cerchio. Togliete dallo stampo con cautela e servitela.

Zuppa tartara

Difficoltà ⚒⚒⚒⚒
Tempo 🕐🕐🕐🕐
Costo 💰💰💰

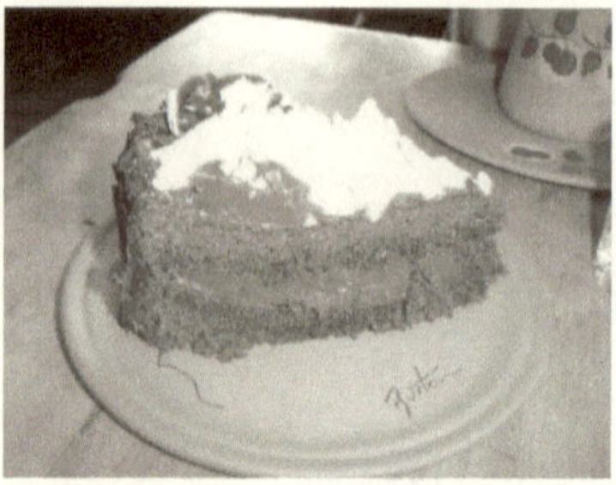

Ingredienti :

- 1 etto di ricotta
- 2 etti di marmellata
- 1 bicchiere di brandy
- 150 grammi di biscotti savoiardi
- 20 grammi di zucchero a velo
- 1cucchiaio di panna

Preparazione :

Mescolate la panna con la ricotta ed il burro; bagnare uno stampo per dolci con il liquore, mettete uno strato di biscotti e bagnateli con il brandy, ricoprite con la marmellata, fate un altro strato di biscotti e ricopritelo con il preparato e base di ricotta, continuate a fare altri strati e poi mettete a freddare in frigorifero.

Indice

Prefazione	pag.5
Le basi dell'allergia	pag.6
Il nichel questo sconosciuto	pag.11
La dermatite da contatto	pag. 13
L'allergia al solfato di nichel	pag.16
La SNAS	pag.19
Dieta a basso contenuto di nichel	pag.21
I danni della dieta nichel free	pag.25
I fattori che influenzano l'assorbimento del nichel	pag.28
I test epicutanei o patch test	pag.31
Correlazione tra celiachia ed allergia al nichel	pag.34
Reazione da contatto agli alimenti	pag. 37
Le intolleranze alimentari: bulale o realtà ?	pag. 39
Casi clinici	pag. 42
Trattamento orale desensibilizzante	pag. 46

Gli antipasti

Acciughe al burro

Bruschetta

Carpaccio di pesce spada

Cocktail di gamberetti

Crostini di spigola

Fritti di crema

Insalata di mare

Paté di spigola

Polpette di baccalà

Prosciutto e melone

Rustici ripieni

Sauté di vongole

Spiedini affumicati

Spiedini di terra

Primi piatti

Arancini di riso
Calzone alla napoletana
Cannelloni ricotta e spinaci
Fettuccine al ragù
Gnocchi al gorgonzola
La pasta alla Gricia
Mezze maniche al tonno
Minestra di ricotta
Orecchiette broccoli e salsiccia
Paccheri con calamari
Pasta al forno
Penne ai quattro formaggi
Penne al prosciutto cotto
Penne alla ricotta
Penne allo zafferano
Penne con salmone e zafferano
Pennette alla vodka
Pizza ai quattro formaggi
Pizza al crostino
Pizza alla capricciosa
Pizza alla carbonara
Ravioli con la ricotta
Rigatoni al limone
Rigatoni salsiccia e panna
Riso al latte
Riso al vitello
Risotto affumicato
Risotto al castelmagno
Risotto all'arancia
Risotto alla birra
Risotto alla milanese
Risotto alla salsiccia
Risotto di mare
Risotto nero
Spaghetti aglio olio e

peperoncino
Spaghetti al provolone
Spaghetti alla bottarga
Spaghetti alla carbonara
Spaghetti alle vongole
Tagliolini alla spigola
Tortellini
Zuppa di patate

Secondi piatti
Abbacchio fritto
Abbacchio scottadito
Agnello al forno
Alici al forno
Anatra all'arancia al microonde
Arista di maiale al latte
Braciato
Carne alla bourguignonne
Carpaccio di manzo
Carpaccio di salmone
Coscio di abbacchio al forno
Cozze alla marinara
Fettine al marsala
Filetti di baccalà
Filetto di manzo al burro
Filetto di manzo al sale
Fonduta alla valdostana
Formaggio panato
Frittata al prosciutto
Fritto misto di pesce
Il pesce dei poveri
Insalata di mare
Insalata di polpo
Insalata di riso al tonno
Involtini
Involtini americani
Lesso di manzo

Lonza al microonde
Maiale al forno con le mele
Misto di carne al forno
Omelette ripiene
Ossobuchi alla milanese
Pesce spada alla griglia
Petti di pollo al limone
Petti di pollo al vino
Pollo alla cacciatora
Pollo alla marengo
Pollo disossato
Pollo fritto
Polpette in padella
Polpettine impanate
Rollè di vitella
Salsicce con patate al forno
Saltimbocca alla romana
Scamorza ai ferri
Sogliola alla mugnaia
Spezzatino alla birra
Spiedini di carne
Spigola al sale
Tartara di carne
Tartara di tonno
Tortellini alla bolognese
Uova al bacon
Uova sode affogate al formaggio
Uova sode al prosciutto
Uova sode al Tartufo
Uova sode al tonno
Uova sode con i gamberi
Uova sode con la salsiccia
Uova strapazzate al prosciutto
Vitello tonnato
Contorni
Bombe di patate
Cacioimperio

Crocchette di patate
La patata lessa
Patate e pancetta
Purè di patate
Ricotta al gratin
Sformato di patate
Dolci
Banane flambé
Bignè alla crema
Biscotti ai fichi
Creme caramel
Crepes burro e zucchero
Crostata alla frutta senza cottura
Crostata alla frutta
Dolce ai marroni
Pan di Spagna
Panna cotta
Torta americana
Torta di mele e ricotta
Torta di mele
Torta di mele e formaggio
Zuppa tartara

Le ricette contenute in questo libro
si riferiscono a porzioni per 2 persone

Dottor Maurizio Sansone
Medico chirurgo
Specialista in allergologia ed immunologia

www.mauriziosansone.it